Mi Compañero me ha elegido...

¿¿¿¿Y ahora qué????

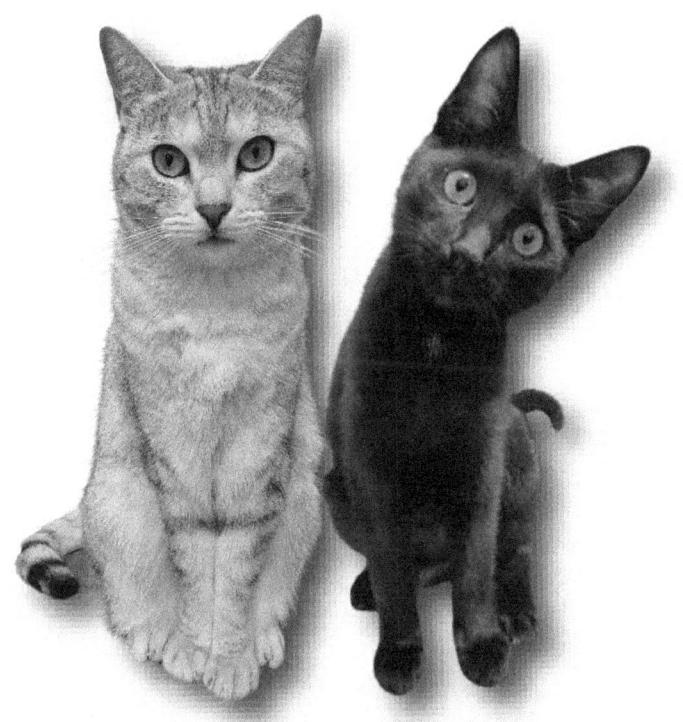

La Guía fácil y rápida sobre conocimientos Veterinarios y cuidados básicos del perro y del gato para tu nuevo mejor amigo.

Luis M. Aylagas Benavente

Nota

Desde que inicié mi andadura en el mundo de la Veterinaria he visto y atendido a infinidad de pacientes, solucionado multitud de casos y respondido un sinfín de preguntas. Pero desde luego, con diferencia, la situación que más he vivido tanto dentro como fuera de la consulta ha sido el hecho de responder a la siguiente pregunta:

"Tengo un cachorrito bebé, ¿y ahora qué hago?"

Con este pequeño escrito he querido dar respuesta escrita a todas aquellas dudas que nos asaltan cuando un pequeño gatito o un perrito bebé nos escoge como compañero de vida. A su vez, me he propuesto facilitar información clara sobre las principales enfermedades que nuestro pequeño amigo puede sufrir en sus primeros meses de vida, algunas de ellas incluso puede llegar a sufrirlas ya de adulto.

Por otro lado, tanto la vacunación como la desparasitación siempre son motivo de duda, tanto el cómo proceder como el por qué hacerlo. Con esta guía he pretendido poner fin al gran desconocimiento existente sobre cómo vacunar, por qué vacunar y cuándo vacunar.

Espero que te sea tan ameno de leer como lo ha sido para mí de escribir, pero sobre todo que te sea útil.

Ahora ya puedes estar tranquilo porque...

¡¡Tu cachorrito está en buenas manos!!

El Autor, Luis M. Aylagas Benavente, Cirujano Veterinario.

Prólogo

Dddddddddddddddddddddddddddddddddddddddddddddddddd ddddds´ç++++++++++++++++++m,, ,,,3'

Fddddddddddddddddddddddddddddddddddddddddddddddddddd dddddddddddddddddddddddddddddddddddddddddddddddddddddd dddddddddddddddddddddddddddddddddddddddddddddddddddddd dddddddddddddddddddddddddddddddddddddddddddddddddddddd dddddddaqqqqqqqqqqqqqqqqqqqqqqqqqqqqqqqqqqqqqqqqqqqqqq qqqqqqqqqqqqqqqqqqqqqqqqqqqqqq w

Las co-autoras, mis gatas:

Dracarys Madre de Mimitos

Zatarra Alatriste II Condesa de Monte-Miau

Cuidados Esenciales para Cachorros de Perro y Gato: Desde el Nacimiento hasta las Primeras Semanas

Características de los Cachorros

Los cachorros de perro y gato son criaturas adorables y vulnerables que requieren una atención especial desde el momento de su nacimiento. Comprender sus características únicas es el primer paso para brindarles los cuidados adecuados.

- Características de los Cachorros de Perro

Los cachorros de perro suelen nacer ciegos, sordos y con una movilidad limitada. Dependiendo de la raza, pueden variar en tamaño y peso, pero todos comparten algunas características comunes:

- **Ojos y oídos cerrados:** Los cachorros de perro generalmente nacen con los ojos y oídos cerrados. Esto se debe a que estos órganos aún están en desarrollo y se abrirán gradualmente en las próximas semanas.

- **Dependencia de la madre:** Los cachorros de perro dependen en gran medida de su madre para la alimentación y el cuidado. La madre proporciona leche y calor, y también los estimula para orinar y defecar.

- **Sistema inmunológico inmaduro:** El sistema inmunológico de los cachorros es débil al nacer, lo que los hace más susceptibles a enfermedades. Esto subraya la importancia de mantener un ambiente limpio y seguro.

- **Características de los Cachorros de Gato**

Los cachorros de gato también comparten similitudes con los cachorros de perro, pero tienen algunas diferencias clave:

- **Ojos abiertos:** A diferencia de los cachorros de perro, los gatitos generalmente abren los ojos más tempranamente, aunque su visión es limitada durante las primeras semanas.

- **Independencia temprana:** A medida que los gatitos crecen, pueden mostrar una mayor independencia y exploración en comparación con los cachorros de perro.

- **Lengua áspera:** Los gatitos tienen una lengua áspera que utilizan para limpiarse y estimular el flujo de leche materna.

Importancia del Destete

El destete es un proceso crucial en la vida de los cachorros. Idealmente, los cachorros deben ser criados por su madre hasta que alcancen el momento adecuado para el destete.

- **Tiempo de Destete**

Según fuentes oficiales y recomendaciones de expertos veterinarios, el destete generalmente comienza alrededor de las 6 a 8 semanas de edad para los cachorros de perro y gato. Durante este período, los cachorros empiezan a desarrollar la capacidad de comer alimentos sólidos además de la leche materna.

Precauciones para Manipular Cachorros

La manipulación adecuada de los cachorros es esencial para su bienestar y desarrollo. Aquí hay algunas precauciones importantes:

- **Lavado de manos:** Antes de manipular a los cachorros, lávate las manos con agua tibia y jabón para evitar la transmisión de gérmenes.

- **Cordón umbilical:** El cordón umbilical del cachorro se secará y se caerá por sí solo. Mantén el área limpia y seca para evitar infecciones. Si notas signos de inflamación, enrojecimiento o secreción, consulta a un veterinario.

- **Suavidad y cuidado:** Manipula a los cachorros con suavidad y cuidado. Sus cuerpos son frágiles, especialmente durante las primeras semanas.

- **Supervisión:** Supervisa a los niños pequeños cuando interactúen con cachorros. Enséñales a ser gentiles y respetuosos.

- **Evitar el estrés:** Evita situaciones estresantes para los cachorros, como ruidos fuertes o luces brillantes.

Cuidados Básicos de los Cachorros

Los cuidados básicos son fundamentales para el bienestar de los cachorros:

- **Alimentación**

La alimentación adecuada es esencial para el crecimiento y desarrollo de los cachorros. Los cachorros de perro y gato generalmente obtienen su primera nutrición de la leche maternizada de su madre durante las primeras semanas. Durante

9

este tiempo, la madre también les proporciona calor y estimula la eliminación de orina y heces.

El destete debe ser un proceso gradual y guiado por la madre. A medida que los cachorros desarrollen la capacidad de comer alimentos sólidos, se pueden introducir alimentos de alta calidad formulados específicamente para cachorros.

- **Importancia del Control de la Cantidad de Alimento**

Es esencial controlar la cantidad de alimento que se proporciona a los cachorros. Las instrucciones en el envase del alimento para cachorros suelen indicar la cantidad recomendada según el peso y la edad del cachorro. El exceso de alimentación puede provocar problemas de salud, como el empacho y la obesidad, mientras que la subalimentación puede afectar su crecimiento y desarrollo.

Es importante seguir las recomendaciones del fabricante y ajustar la cantidad de alimento según las necesidades individuales del cachorro. No todos los cachorros necesitarán la misma cantidad, ya que varía según la raza y el tamaño. Consulta a un veterinario para obtener orientación específica sobre la cantidad adecuada de alimento para tu cachorro.

- **Precaución al Alimentar**

En situaciones en las que se utiliza una jeringa en lugar de un biberón para la alimentación manual, es fundamental tener precaución. No vacíes la jeringa de golpe ni rápidamente, ya que existe el riesgo de que el alimento vaya a los pulmones del cachorro. Alimenta al cachorro lentamente y permite que trague el alimento a su propio ritmo.

- **Mantenimiento de la Temperatura y Razones Metabólicas**

Mantener una temperatura adecuada es esencial para los cachorros, especialmente cuando son jóvenes y su capacidad de regular la temperatura es limitada. La temperatura ideal para cachorros de perro y gato es de alrededor de 29-32°C (85-90°F).

- **Motivos Metabólicos de la Temperatura:**

Los cachorros, al igual que los recién nacidos humanos, tienen sistemas metabólicos inmaduros. Mantener una temperatura adecuada es vital por las siguientes razones:

1. **Regulación Metabólica:** Los cachorros dependen en gran medida de la energía proporcionada por la alimentación para mantener su temperatura corporal. Un ambiente frío puede llevar a una rápida pérdida de calor y agotar sus reservas energéticas.

2. **Funcionamiento de Órganos:** Las enzimas y procesos metabólicos que permiten el funcionamiento adecuado de los órganos, como el corazón y los pulmones, son sensibles a las temperaturas extremas. El frío puede afectar negativamente estos procesos esenciales.

3. **Sistema Inmunológico:** Un ambiente frío puede debilitar el sistema inmunológico de los cachorros, haciéndolos más susceptibles a enfermedades.

4. **Digestión y Absorción de Nutrientes:** La digestión y la absorción de nutrientes es menos eficiente en temperaturas frías, lo que puede afectar la capacidad del cachorro para obtener la nutrición necesaria de la alimentación.

- **Formas de Mantener la Temperatura:**

1. **Lámparas de Calor:** Las lámparas de calor son una opción eficaz para mantener la temperatura en un área específica. Estas lámparas emiten calor infrarrojo y pueden colocarse a una distancia segura sobre la zona de descanso de los cachorros.

- *Ventajas:* Control preciso de la temperatura. Puede ser utilizada en espacios cerrados.

- *Desventajas:* Requiere supervisión constante para evitar el sobrecalentamiento. No es adecuada para espacios grandes.

2. **Alfombrillas Térmicas y Saquitos Térmicos:** Las alfombrillas térmicas proporcionan calor desde abajo y son especialmente útiles para cachorros que necesitan mantenerse calientes mientras descansan.

- *Ventajas:* Fácil de usar y mantener. Puede ser útil para mantener una temperatura constante.

- *Desventajas:* Debe usarse con precaución para evitar quemaduras. Los cachorros deben tener la opción de alejarse si tienen demasiado calor.

3. **Cajas de Calentamiento:** Estas cajas están diseñadas específicamente para mantener a los cachorros calientes. Suelen tener un control de temperatura ajustable y una superficie segura para los cachorros.

- *Ventajas:* Ofrece un entorno controlado y seguro. Puede ser utilizado en criaderos.

- *Desventajas:* Puede ser costoso y ocupa espacio.

4. **Mantas Eléctricas:** Las mantas eléctricas diseñadas para mascotas pueden proporcionar calor adicional en una zona específica. Deben configurarse en una temperatura baja y utilizarse con precaución.

- *Ventajas:* Asequible y fácil de usar. Puede ser utilizado en jaulas o cajas.

- *Desventajas:* Requiere supervisión para evitar el sobrecalentamiento. No es adecuada para cachorros muy jóvenes.

Consejos: Monitorea constantemente la temperatura en el área de los cachorros y ajústala según sea necesario. Es importante que los cachorros tengan acceso a un área más fresca si se sienten demasiado calientes.

- **Control del Peso y Evolución**

El control del peso es esencial durante las primeras semanas de vida de los cachorros. El aumento de peso adecuado es un indicador crucial de su salud y desarrollo. Aquí hay una guía general sobre cómo monitorear y promover un aumento de peso saludable:

- **Pesar a los cachorros:** Utiliza una báscula para pesar a los cachorros diariamente a la misma hora. Registra los pesos en un cuaderno o en una aplicación.

- **Aumento de peso esperado:** El aumento de peso varía según la raza, pero como referencia general, los cachorros deben ganar alrededor del 10% de su peso corporal al nacer todos los días durante las primeras semanas.

- **Consultar con un veterinario:** Si observas que un cachorro no está ganando peso adecuadamente, consulta a un veterinario.

Puede ser un signo de problemas de salud o problemas con la alimentación.

Alimentación Manual de Cachorros

La alimentación manual de cachorros es esencial en situaciones en las que la madre no está presente o no puede alimentar a sus cachorros. Aquí hay pasos detallados sobre cómo alimentar a un cachorro manualmente:

- **Lo que Necesitas**

- Biberones especiales para cachorros o gatitos.

- Tetinas de reemplazo.

- Leche maternizada formulada para cachorros o gatitos (disponible en tiendas de mascotas o veterinarias).

- Un termómetro para medir la temperatura del alimento.

- **Pasos para la Alimentación Manual**

1. **Preparación del Alimento:**

- Calienta la leche maternizada en un recipiente seguro hasta que alcance una temperatura de aproximadamente 38°C (100°F). Utiliza el termómetro para asegurarte de que la temperatura sea adecuada. Evita calentarla en un microondas, ya que puede crear puntos calientes.

2. **Preparación del Biberón:**

- Lava y esteriliza el biberón y la tetina antes de cada alimentación.

- Llena el biberón con la leche maternizada tibia. Asegúrate de que no haya burbujas de aire en la tetina, ya que esto puede causar que el cachorro trague aire durante la alimentación.

3. **Posición del Cachorro:**

- Sostén al cachorro en una posición similar a la que tendría al amamantar de su madre. Esto significa que su cabeza debe estar ligeramente inclinada hacia atrás.

4. **Alimentación Gradual:**

- Coloca la tetina en la boca del cachorro y permite que succione a su propio ritmo. No fuerces la alimentación.

- Mantén el biberón en un ángulo para evitar que entre aire en la tetina.

5. **Control de la Cantidad:**

- Aliméntalo hasta que se sienta satisfecho, recordando fijar previamente la cantidad mínima que le corresponde. Observa las señales de que ha tenido suficiente, como detenerse de succionar y relajarse.

- La cantidad de alimento y la frecuencia de las alimentaciones variarán según la edad y tamaño del cachorro. Consulta las recomendaciones en el envase de la leche maternizada o a un veterinario.

6. **Aire tragado y Cuidados Posteriores:**

- Después de cada alimentación, sostén al cachorro verticalmente y ayúdalo suavemente para liberar el aire atrapado.

- Limpia suavemente la cara y el hocico del cachorro con un paño tibio y húmedo.

7. **Registro:**

• Lleva un registro detallado de las alimentaciones, incluyendo la cantidad ingerida y la hora. Esto te ayudará a asegurarte de que el cachorro esté recibiendo suficiente nutrición y a mantener un horario de alimentación regular.

8. **Consultar con un Veterinario:**

• Siempre consulta a un veterinario para obtener orientación sobre la cantidad de alimento y el programa de alimentación adecuados para tu cachorro.

Evolución y Cambio en los Cachorros

Los cachorros experimentan cambios significativos durante las primeras semanas:

- **Desarrollo Físico**

• **Crecimiento rápido:** Los cachorros crecen rápidamente durante las primeras semanas. Controlar su peso es esencial para asegurarse de que estén recibiendo suficiente nutrición.

• **Apertura de ojos y oídos:** Los cachorros de perro generalmente abren sus ojos alrededor de los 10-14 días, mientras que los gatitos ya pueden tenerlos abiertos desde el nacimiento. Sin embargo, la visión es limitada al principio.

• **Movilidad:** A medida que los cachorros crecen, ganan movilidad y comienzan a explorar su entorno.

- Cambios en los Cuidados

- **Alimentación:** A medida que los cachorros crecen, se introducen gradualmente en alimentos sólidos apropiados para cachorros. La lactancia materna o la fórmula se reducen gradualmente.

- **Eliminación de desechos:** Los cachorros eventualmente desarrollan la capacidad de eliminar por sí mismos sus desechos. Puedes empezar a entrenarlos para usar una caja de arena o hacer sus necesidades en un área designada.

- **Socialización:** A partir de las 3-4 semanas, es importante comenzar la socialización de cachorros. Esto implica exponerlos a diferentes personas, situaciones y entornos para que se conviertan en adultos seguros y bien adaptados.

- Cuidados Especiales por Edad

- **Semana 1**

Durante la primera semana de vida, los cachorros son extremadamente frágiles y dependen completamente de ti. Sigue cuidando de su temperatura, alimentación y estimulación de manera constante. Monitorea su peso y observa cualquier signo de problemas de salud.

- **Semana 2-3**

A medida que los cachorros se acostumbran a la rutina de alimentación, puedes empezar a aumentar ligeramente el tiempo entre las tomas de leche. La estimulación para la micción y la defecación sigue siendo esencial. Los cachorros comenzarán a moverse y explorar su entorno.

- Semana 4-6

Durante estas semanas, los cachorros comenzarán a abrir los ojos y los oídos, y sus dientes comenzarán a brotar. Introduce gradualmente alimentos sólidos y empieza a destetar a los cachorros. Continúa la socialización y el estímulo, exponiéndolos a diferentes personas y sonidos.

- Semana 7-8

A partir de la séptima semana, los cachorros pueden ser destetados por completo y alimentados con una dieta adecuada para cachorros. Continúa con su socialización y proporciona juguetes y actividades para mantenerlos ocupados y estimulados.

Señales de Alerta y Cuidados Médicos

Es esencial estar atento a las señales que indican que un cachorro no está evolucionando bien, está enfermo o corre peligro. Algunas de las señales de alerta más comunes incluyen:

- **Pérdida de peso:** Si un cachorro pierde peso o no gana peso de manera constante, puede ser un signo de problemas de salud o problemas con la alimentación.

- **Letargo:** Si un cachorro está constantemente somnoliento y no muestra interés en jugar o explorar, puede indicar una enfermedad.

- **Diarrea o vómitos persistentes:** La diarrea o los vómitos que continúan durante más de un día pueden ser un signo de enfermedad.

- **Dificultad para respirar:** La respiración dificultosa o entrecortada es una señal de alerta grave y debe ser evaluada por un veterinario de inmediato.

- **Temperatura anormal:** Una temperatura corporal anormalmente alta o baja puede ser un indicio de problemas médicos.

- **Rechazo del alimento:** Si un cachorro rechaza constantemente la comida y muestra poco interés en comer, es motivo de preocupación.

- **Comportamiento anormal:** Cualquier cambio brusco en el comportamiento, como agresión inusual o letargo extremo, debe ser evaluado por un veterinario.

- **Deshidratación:** La deshidratación se manifiesta a través de signos como encías secas, piel arrugada y letargo.

Si observas alguna de estas señales de alerta en un cachorro, es crucial buscar atención veterinaria de inmediato. La intervención temprana puede marcar la diferencia en la salud y la supervivencia del cachorro.

Conclusiones

El cuidado de los cachorros de perro y gato requiere amor, paciencia y compromiso. Comprender sus características únicas, los cuidados esenciales, el proceso de destete y las señales de alerta de problemas de salud te ayudará a proporcionarles un ambiente seguro y cariñoso durante las primeras semanas de vida. La alimentación, el mantenimiento de la temperatura, el control del peso y la cantidad de alimento son aspectos cruciales de su cuidado. Además, la capacidad de reconocer las señales de alerta y buscar atención veterinaria cuando sea necesario es fundamental para garantizar su salud y bienestar a medida que crecen y se desarrollan. Cuidar de estos pequeños seres es una experiencia gratificante que implica responsabilidad y dedicación, pero la recompensa es una mascota sana y feliz que te acompañará durante muchos años.

Programa una cita con un veterinario para revisar la salud de los cachorros y establecer un plan de vacunación adecuado. De igual forma, no olvides esterilizar o castrar a los cachorros cuando llegue el momento, lo cual es importante no sólo para el control de la población, sino también para la salud a largo plazo de los animales. Tanto en machos como en hembras evitaremos completamente la probabilidad de aparición de tumores en su aparato reproductor. Sin embargo, en el caso de las hembras, una esterilización en el momento idóneo nos aporta muchos más beneficios adicionales, como por ejemplo disminuir drásticamente la aparición de tumores mamarios y evitar completamente el padecimiento de afecciones uterinas graves como la piómetra, la hemómetra, la hidrómetra, la mucómetra... Dicho momento idóneo se localiza dos meses después del primer celo.

Recuerda que el cuidado y el amor que ofreces a tus pequeños son cruciales para su bienestar a largo plazo. Continúa brindándoles una atención afectuosa y una vida llena de aventuras.

La Importancia de la Vacunación para Cachorros de Perro y Zoonosis

La vacunación es una parte fundamental del cuidado de la salud de tu cachorro y juega un papel crucial en la prevención de enfermedades zoonóticas, es decir, aquellas que pueden transmitirse de animales a humanos. En este capítulo, exploraremos la pauta de vacunación para cachorros de perro, centrándonos especialmente en las vacunas "puppy," las vacunas polivalentes y la vacuna heptavalente que protegen contra enfermedades zoonóticas. Descubriremos qué enfermedades cubren y por qué son esenciales para el bienestar de tu cachorro y la salud pública en general.

La Importancia de la Vacunación

Comencemos por comprender por qué la vacunación es tan relevante tanto para tu cachorro como para la sociedad en general. Las vacunas son herramientas poderosas que fortalecen el sistema inmunológico de tu cachorro y previenen la propagación de enfermedades peligrosas tanto en perros como en humanos. Al vacunar a tu cachorro, estás contribuyendo a la salud de tu comunidad y protegiendo a tu familia de enfermedades zoonóticas.

Vacunas "Puppy" vs. Vacunas Polivalentes

Para entender la protección contra enfermedades zoonóticas, es importante distinguir entre las vacunas "puppy," las vacunas polivalentes y la vacuna heptavalente.

- **Vacunas "Puppy"**

Las vacunas "puppy" están diseñadas para proteger a los cachorros de enfermedades específicas que son más comunes y peligrosas en esta etapa temprana de la vida. Estas vacunas incluyen:

- Vacuna contra el moquillo canino (distemper)

El moquillo canino es una enfermedad viral que afecta a muchos órganos y sistemas del cuerpo. No solo es grave para los perros, sino que puede ser mortal.

-Vacuna contra el parvovirus canino

El parvovirus canino, además de ser altamente contagioso entre perros, puede permanecer en el ambiente durante mucho tiempo y ser potencialmente transmitido a los humanos a través de la ropa o el calzado contaminado.

- **Vacunas Polivalentes**

Las vacunas polivalentes ofrecen protección contra múltiples enfermedades en una sola inyección. Las dos vacunas polivalentes más comunes son:

1. Vacuna polivalente "DAPP"

Esta vacuna protege contra el moquillo, el parvovirus canino y la tos de las perreras. Al prevenir estas enfermedades, también se reduce el riesgo de transmisión.

2. Vacuna polivalente "DHPP"

Esta vacuna es similar a la anterior, pero reemplaza la tos de las perreras por la hepatitis infecciosa canina.

- **Vacuna Heptavalente**

La vacuna heptavalente es una opción eficaz y conveniente que proporciona protección contra siete enfermedades, incluyendo algunas zoonóticas. Estas enfermedades incluyen el moquillo canino, el parvovirus canino, la hepatitis infecciosa canina, la tos de las perreras, la leptospirosis, el parainfluenza y el adenovirus canino tipo 2.

Calendario de Vacunación

Para garantizar una protección efectiva contra estas enfermedades, es importante seguir el calendario de vacunación recomendado por tu veterinario. Existen varias pautas de vacunación. Aquí hay un resumen de una pauta de vacunación completa estándar habitual:

- **5 Semanas**

En esta etapa, se administra la primera vacuna "puppy" Esto proporciona una protección inicial contra las enfermedades esenciales.

- **8 Semanas**

Se administra la segunda vacuna. Siendo ésta la primera dosis de una vacuna polivalente o heptavalente. Esto refuerza la inmunidad inicial y garantiza una protección más duradera.

- **12 Semanas**

La tercera vacuna, siendo ésta la segunda dosis de una vacuna polivalente o heptavalente. Esto ayuda a asegurar una inmunidad sólida a largo plazo.

- **Refuerzos Anuales**

Después del primer año, tu perro necesitará refuerzos regulares de vacunas. Esto garantiza que tu perro mantenga su inmunidad a lo largo de su vida y protege a tu familia y comunidad.

La importancia de la Prevención de Enfermedades Zoonóticas

Las vacunas no solo protegen a tu cachorro, sino que también tienen un impacto directo en la salud pública. Aquí hay algunas razones por las que son esenciales:

- **1. Protegen a tu Familia**

Al prevenir enfermedades zoonóticas en tu cachorro, estás reduciendo el riesgo de que tu familia se infecte. Esto es especialmente importante si tienes niños, ancianos o personas con sistemas inmunológicos comprometidos en casa.

- **2. Contribuyen a la Salud Pública**

La vacunación de mascotas es un eslabón importante en la prevención de brotes de enfermedades zoonóticas a nivel comunitario. Al hacerlo, estás ayudando a proteger a tu comunidad.

- **3. Evitan Gastos Médicos Innecesarios**

Las enfermedades zoonóticas pueden ser costosas de tratar en humanos. La prevención a través de la vacunación es una inversión en la salud de tu familia y en la reducción de gastos médicos.

Riesgos y Efectos Secundarios

Si bien las vacunas son esenciales, es importante mencionar que, al igual que con todas las intervenciones médicas, pueden tener efectos secundarios en muy raras ocasiones. Estos efectos secundarios suelen ser leves y temporales, como fiebre o malestar. Los riesgos de no vacunar a tu cachorro y de exponer a tu familia a enfermedades zoonóticas superan ampliamente estos posibles efectos secundarios. Si tienes preocupaciones, habla con tu veterinario.

Decisiones Informadas

Tomar decisiones informadas sobre la vacunación de tu cachorro es crucial. Siempre trabaja en colaboración con tu veterinario para establecer un plan de vacunación personalizado que se adapte a las necesidades de tu cachorro, al entorno en el que vive y a las preocupaciones zoonóticas específicas. La prevención es la clave para mantener a tu cachorro sano y seguro, mientras que también contribuyes a la salud de la comunidad. La vacuna heptavalente es una opción eficaz y conveniente que brinda una amplia protección, incluyendo contra enfermedades zoonóticas, lo que la convierte en una elección valiosa para el bienestar de tu cachorro y la seguridad de tu familia.

La Importancia de la Vacunación y el Test FelV-FIV en Gatitos

La vacunación y las pruebas de enfermedades son aspectos cruciales del cuidado de la salud de tu gatito. En este capítulo, exploraremos la pauta de vacunación para gatitos, centrándonos en las vacunas esenciales, y hablaremos sobre el test FelV-FIV, una herramienta importante para detectar enfermedades en gatos. Descubriremos qué enfermedades se pueden prevenir a través de la vacunación y cómo el test FelV-FIV puede ayudar a mantener a tu gatito sano.

La Importancia de la Vacunación en Gatitos

Comencemos por comprender por qué la vacunación es tan relevante para los gatitos. Las vacunas son herramientas poderosas que fortalecen el sistema inmunológico de tu gato y lo protegen de enfermedades graves y potencialmente mortales. Además, las vacunas son una parte esencial del esfuerzo por prevenir enfermedades en la comunidad felina.

Vacunas Esenciales para Gatitos

Las vacunas esenciales para gatitos se centran en proteger a los felinos contra enfermedades comunes y peligrosas. Las principales vacunas para gatos incluyen:

1. Vacuna contra el herpesvirus felino (Rinotraqueítis)

Esta enfermedad afecta las vías respiratorias superiores de los gatos y puede ser grave, especialmente en gatitos. La vacuna ayuda a prevenir la infección y las complicaciones respiratorias.

2. Vacuna contra el calicivirus felino

El calicivirus felino es otra causa común de infecciones respiratorias en gatos. La vacuna es esencial para proteger a los gatitos contra esta enfermedad.

3. Vacuna contra el panleucopenia felina (parvovirus felino)

El panleucopenia felina es una enfermedad viral grave que afecta el sistema gastrointestinal y la médula ósea de los gatos. La vacuna es fundamental para prevenirla.

4. Vacuna contra la rabia

La rabia es una enfermedad mortal que puede afectar a todos los mamíferos, incluyendo a los gatos. En algunas áreas, la vacuna contra la rabia es obligatoria y es importante para la salud pública.

5. Vacuna contra la Leucemia felina (FeLV)

La Leucemia felina es una enfermedad altamente contagiosa que afecta el sistema inmunológico de los gatos. La vacuna es importante, especialmente para gatos que tienen acceso al exterior o conviven con otros gatos.

El Test FelV-FIV

Además de la vacunación, el test FelV-FIV es una herramienta importante para el cuidado de la salud de tu gatito. Este test se utiliza para detectar dos enfermedades comunes en gatos:

- Leucemia Felina (FeLV)

La Leucemia felina es una enfermedad viral que afecta el sistema inmunológico y puede llevar a complicaciones graves, como anemia, cáncer y enfermedades del sistema linfático. El test FelV es crucial para detectar la presencia de este virus en gatos, especialmente si se sospecha exposición al virus.

- Inmunodeficiencia Felina (FIV)

La Inmunodeficiencia felina es similar al VIH en humanos y debilita el sistema inmunológico del gato, haciéndolo más susceptible a infecciones. El test FIV es esencial para identificar gatos infectados y tomar medidas para prevenir la propagación del virus.

Calendario de Vacunación para Gatitos

El calendario de vacunación para gatitos se divide en varias etapas para garantizar una protección adecuada. Aquí está un resumen de las principales etapas de vacunación en una pauta estándar habitual:

- **8 Semanas**

En esta etapa, se administra la primera serie de vacunas esenciales. Habitualmente será una dosis de una vacuna trivalente (Rinotraqueitis, Calicivirus y Panleucopenia). Esto proporciona una protección inicial contra enfermedades importantes.

- **10 Semanas**

Se recomienda realizar el test FelV-FIV y se administra la primera dosis de la vacuna contra la Leucemia si el test salió negativo.

- **12 Semanas**

Primer refuerzo de la vacuna trivalente para asegurar una inmunidad sólida a largo plazo.

- **14 Semanas**

Primer refuerzo de la vacuna contra la Leucemia para asegurar una inmunidad sólida a largo plazo.

- **Refuerzos Anuales**

Después del primer año, tu gato necesitará refuerzos regulares de vacunas, suelen ser anuales, aunque pueden verse modificados según las recomendaciones de tu veterinario.

¿Por Qué son Importantes las Vacunas y las Pruebas?

Las vacunas y las pruebas son esenciales para proteger a tu gato y a la comunidad felina en general. Aquí te expongo algunas razones por las que son fundamentales:

1. Previenen Enfermedades Graves

Las enfermedades cubiertas por las vacunas pueden ser mortales o causar daños graves a la salud de tu gato. La vacunación es la forma más efectiva de prevenirlas.

2. Protegen a otros Gatos

La vacunación y las pruebas ayudan a prevenir la propagación de enfermedades entre gatos, especialmente en entornos compartidos, como refugios o comunidades felinas.

3. Detectan Enfermedades Temprano

El test FelV-FIV permite detectar enfermedades en gatos en una etapa temprana, lo que facilita el tratamiento y evita la propagación del virus.

Riesgos y Efectos Secundarios

Si bien las vacunas y las pruebas son esenciales, es importante mencionar que, al igual que con todas las intervenciones médicas, pueden tener efectos secundarios en raras ocasiones. Estos efectos secundarios suelen ser leves y temporales, como fiebre o malestar. Los riesgos de no vacunar a tu gatito y no realizar pruebas superan ampliamente estos posibles efectos secundarios. Si cabe hacer una mención especial al Sarcoma Asociado al Punto de Inyección (SAPI), si bien se trata de una tumoración maligna que antaño se asoció a la vacunación, su aparición es extremadamente rara, además estudios recientes no corroboran dicha hipótesis y proponen una serie de causas multifactoriales. Si tienes preocupaciones, habla siempre con tu veterinario.

Decisiones Informadas

Tomar decisiones informadas sobre la vacunación y las pruebas de tu gatito es crucial. Siempre trabaja en colaboración con tu veterinario para establecer un plan de vacunación y pruebas personalizado que se adapte a las necesidades de tu gato y al entorno en el que vive. La prevención a través de la vacunación y la detección temprana de enfermedades a través de pruebas son pasos importantes para mantener a tu gatito sano y proteger a otros gatos en la comunidad felina.

La Importancia de la Vacuna de la Rabia en Perros y Gatos

La vacuna contra la rabia es una de las más críticas y esenciales para la salud de perros y gatos, así como para la seguridad pública. En este capítulo, exploraremos por qué la vacuna de la rabia es tan importante tanto para las mascotas como para las personas. Descubriremos qué es la rabia, cómo se propaga y por qué la vacunación es fundamental.

La Rabia y su Gravedad

La rabia es una enfermedad viral mortal que afecta a mamíferos, incluyendo perros y gatos. Es causada por el virus de la rabia y se transmite a través de la saliva de animales infectados, generalmente a través de mordeduras. La rabia es una enfermedad grave por las siguientes razones:

- **Mortalidad:** La rabia es casi siempre fatal una vez que aparecen los síntomas clínicos. Tanto los perros como los gatos que contraen la rabia eventualmente mueren debido a complicaciones neurológicas.

- **Zoonosis:** La rabia es una enfermedad zoonótica, lo que significa que puede transmitirse de animales a humanos. Los seres humanos que contraen la rabia también enfrentan una alta tasa de mortalidad una vez que aparecen los síntomas.

- **Síntomas Aterradores:** Los síntomas de la rabia en las mascotas son aterradores y pueden incluir cambios en el comportamiento, agresividad, parálisis y convulsiones, entre otros. La enfermedad es dolorosa y estresante para el animal afectado.

Prevención de la Rabia a Través de la Vacunación

La vacuna contra la rabia es la mejor herramienta de prevención de esta enfermedad mortal. La vacunación es esencial por las siguientes razones:

1. Protección de las Mascotas

La vacuna de la rabia es altamente efectiva para prevenir la infección en perros y gatos. Al vacunar a tus mascotas, les brindas una sólida protección contra esta enfermedad letal.

2. Protección de la Salud Pública

La rabia es una zoonosis, lo que significa que puede transmitirse a los humanos. Al vacunar a tus mascotas, reduces el riesgo de que se conviertan en portadores y transmitan el virus a las personas.

3. Cumplimiento Legal

En muchas áreas, la vacunación contra la rabia es un requisito legal para todas las mascotas. Cumplir con estas leyes no solo es necesario para evitar sanciones legales, sino que también contribuye a la protección de la salud pública.

4. Prevención de Eutanasia

En casos de exposición a la rabia, las mascotas no vacunadas a menudo son sometidas a cuarentena o, en casos graves, pueden ser sacrificadas para evitar la propagación del virus. La vacunación protege a las mascotas de esta trágica situación.

Calendario de Vacunación de la Rabia

El calendario de vacunación de la rabia puede variar según la ubicación y las regulaciones locales. Sin embargo, generalmente se siguen estas pautas:

- **Primeras Vacunas:** Las primeras dosis de la vacuna contra la rabia se administran cuando los perros y gatos son cachorros o gatitos, generalmente alrededor de los 12-16 semanas de edad.

- **Refuerzo Anual o Trianual:** Después de las dosis iniciales, se requieren refuerzos regulares. Estos refuerzos pueden ser anuales, pero pueden variar según las regulaciones locales y las recomendaciones de tu veterinario.

Protegiendo a tu Mascota y a la Comunidad

La vacuna contra la rabia es un acto de responsabilidad tanto hacia tus mascotas como hacia la comunidad en general. Al vacunar a tus perros y gatos contra la rabia, estás tomando medidas para proteger sus vidas y la salud pública. Además, siguiendo las regulaciones de vacunación de la rabia, ayudas a prevenir brotes de la enfermedad y contribuyes a la seguridad de todos.

Efectos Secundarios de la Vacuna

La mayoría de las mascotas toleran bien la vacuna contra la rabia y experimentan pocos efectos secundarios. Los efectos secundarios comunes son leves y temporales, como hinchazón o sensibilidad en el sitio de la inyección, fiebre leve o letargo. Estos síntomas suelen desaparecer en uno o dos días.

Conclusión

La vacuna contra la rabia es una herramienta esencial para proteger a tus perros y gatos de una enfermedad mortal y para contribuir a la seguridad pública. Cumplir con las regulaciones de vacunación de la rabia es una parte importante de ser un dueño responsable de mascotas. Al tomar medidas para prevenir la rabia, estás asegurando la salud y la vida de tus mascotas y de las personas que te rodean.

Desparasitación Preventiva en Perros y Gatos

La desparasitación preventiva es una parte fundamental del cuidado de las mascotas para garantizar su salud y bienestar, así como el nuestro. Tanto en perros como en gatos, existen diferentes tipos de desparasitación preventiva que se centran en eliminar y prevenir parásitos tanto internos como externos. A continuación, exploraremos los diversos métodos y frecuencias recomendadas para desparasitar a tus mascotas.

Desparasitación Interna

La desparasitación interna tiene como objetivo prevenir y tratar parásitos que afectan el sistema gastrointestinal y otros órganos internos de las mascotas. Los parásitos internos comunes incluyen lombrices intestinales, gusanos redondos, gusanos planos y protozoos como Giardia. Aquí están las formas más comunes de desparasitación interna:

- **Pastillas**

Las pastillas antiparasitarias son una opción común para administrar medicamentos antiparasitarios a perros y gatos. Estos medicamentos suelen ser efectivos contra una variedad de parásitos internos y se administran por vía oral.

Frecuencia: Se recomienda desparasitar internamente a tus mascotas cada 2 meses, ya que muchos parásitos tienen ciclos biológicos de alrededor de 8 semanas. Sin embargo, sigue las recomendaciones específicas de tu veterinario, ya que pueden variar según la región y el riesgo de exposición.

- **Pasta Oral**

Algunos medicamentos antiparasitarios vienen en forma de pasta oral. Esta pasta se administra directamente en la boca del animal o se mezcla con su comida.

Frecuencia: La frecuencia de administración es similar a las pastillas, generalmente cada 2 meses.

Desparasitación Externa

La desparasitación externa se enfoca en prevenir y tratar parásitos que viven en la piel o el pelaje de las mascotas, como pulgas, garrapatas y ácaros. Estos parásitos pueden causar picazón, alergias y transmitir enfermedades graves. Aquí están las formas más comunes de desparasitación externa:

- **Collares**

Son collares que contienen ingredientes repelentes o medicamentos que se liberan gradualmente para proteger al animal contra estos parásitos.

Frecuencia: La mayoría de los collares tienen una duración efectiva de alrededor de 2 a 8 o incluso 12 meses, dependiendo de la marca y el tipo. Deberás reemplazar el collar según las indicaciones del fabricante.

- **Pipetas o Spot-On**

Las pipetas o spot-on son pequeñas dosis de líquido que se aplican directamente en la piel del animal, generalmente en la parte posterior del cuello o entre los omóplatos.

Frecuencia: Por lo general, se aplican mensualmente, pero esto puede variar según la marca y el tipo de producto.

- **Champús y Sprays**

Los champús y sprays antiparasitarios se utilizan para bañar al animal y eliminar temporalmente pulgas y garrapatas. Sin embargo, su efecto es limitado en el tiempo y no proporciona protección a largo plazo.

Frecuencia: Se utilizan según sea necesario, especialmente en casos de infestación por pulgas o garrapatas. No son una medida preventiva continua.

Ciclo Biológico de los Parásitos

Es importante entender que muchos parásitos tienen ciclos biológicos específicos. El ciclo biológico se refiere al período de tiempo que un parásito tarda en completar su ciclo de vida. Para muchos parásitos internos y externos, este ciclo es de aproximadamente 8 semanas. Esto significa que, incluso si desparasitas a tu mascota, es posible que los parásitos vuelvan a aparecer después de ese período si no se mantiene la prevención continua.

Los "Indestructibles" Huevos de Parásitos

Los huevos de parásitos pueden ser extremadamente resistentes en el entorno. Pueden sobrevivir en el suelo, en la vegetación y en otros lugares durante semanas o meses, lo que aumenta el riesgo de reinfección. Los parásitos depositan huevos a través de las heces de tu mascota, y estos huevos pueden contaminar el ambiente circundante.

Por esta razón, la desparasitación preventiva regular es esencial incluso si no ves signos de parásitos en tu mascota. Además, mantener un ambiente limpio y desinfectar áreas frecuentadas por tu mascota, como su cama o el patio, también es importante para reducir el riesgo de reinfección por huevos de parásitos.

En resumen, la desparasitación preventiva interna y externa es esencial para mantener a tus mascotas sanas y libres de parásitos. Consulta siempre a tu veterinario para determinar el programa de desparasitación más adecuado para tu perro o gato, ya que puede variar según la edad, el tamaño, el estilo de vida y la ubicación geográfica de tu mascota.

Adenovirus Canino Tipo 2 (CAV-2): Síntomas, Tratamiento y Prevención

El Adenovirus Canino Tipo 2 (CAV-2) es un virus que afecta a los perros, causando una variedad de problemas de salud. En este capítulo, exploraremos qué es el CAV-2, sus síntomas, opciones de tratamiento y medidas de prevención. La información se basa en fuentes confiables y en la Asociación Española de Veterinarios de Animales de Compañía (AVEPA).

¿Qué es el Adenovirus Canino Tipo 2 (CAV-2)?

El CAV-2 es un virus que pertenece a la familia Adenoviridae. Este virus puede causar una serie de problemas de salud en los perros, incluyendo la traqueobronquitis infecciosa canina (Tos de las Perreras) y la hepatitis infecciosa canina. El CAV-2 se propaga principalmente a través del contacto directo entre perros y puede afectar a perros de todas las edades.

Síntomas del Adenovirus Canino Tipo 2 (CAV-2)

Los síntomas del CAV-2 pueden variar según la enfermedad que cause. Aquí se describen los síntomas asociados con las dos enfermedades más comunes relacionadas con el CAV-2:

1. **Tos de las Perreras:** La tos de las perreras es uno de los síntomas más comunes del CAV-2. Los perros afectados pueden tener tos seca y persistente, estornudos y secreción nasal. La fiebre y el letargo también pueden estar presentes.

2. **Hepatitis Infecciosa Canina (ICH):** La ICH causada por el CAV-2 puede llevar a síntomas como fiebre, letargo, vómitos, diarrea, dolor abdominal y coloración amarillenta de las mucosas debido al daño hepático.

La gravedad de los síntomas puede variar desde leves hasta graves, y los cachorros y perros inmunocomprometidos pueden estar en mayor riesgo de complicaciones graves.

Diagnóstico y Tratamiento del Adenovirus Canino Tipo 2 (CAV-2)

El diagnóstico del CAV-2 se basa en la evaluación de los síntomas clínicos y, en algunos casos, en pruebas de laboratorio que detectan la presencia del virus o anticuerpos. El tratamiento varía según la enfermedad:

1. **Tos de las Perreras:** El tratamiento suele incluir medicamentos para aliviar la tos y medidas de apoyo, como mantener al perro hidratado y bien alimentado. En casos graves, pueden ser necesarios antibióticos si se detecta una infección bacteriana secundaria.

2. **Hepatitis Infecciosa Canina (ICH):** No existe un tratamiento específico para la ICH viral. El enfoque principal es proporcionar cuidados de apoyo, como controlar los síntomas y mantener al perro hidratado y bien alimentado. En casos graves, la hospitalización puede ser necesaria.

Prevención del Adenovirus Canino Tipo 2 (CAV-2)

La prevención es fundamental para evitar la propagación del CAV-2:

1. **Vacunación:** La vacuna contra el CAV-2 se administra comúnmente como parte de las vacunas combinadas para perros, que protegen contra varias enfermedades. Consulta a tu veterinario

para asegurarte de que tu perro esté al día con las vacunas recomendadas.

2. **Evitar el contacto con perros enfermos:** Mantén a tu perro alejado de otros perros enfermos y evita compartir utensilios, juguetes y tazones con perros de los que no estás seguro de su estado de salud.

Conclusiones

El Adenovirus Canino Tipo 2 puede causar problemas de salud en los perros, incluyendo la Tos de las Perreras y la Hepatitis Infecciosa Canina. La prevención a través de la vacunación es esencial para proteger a tu mascota de estas enfermedades. Si sospechas que tu perro podría tener una infección relacionada con el CAV-2, busca atención veterinaria para un diagnóstico y tratamiento adecuados.

Recuerda que este capítulo proporciona información general sobre el Adenovirus Canino Tipo 2 (CAV-2), pero siempre es importante consultar a un veterinario para obtener orientación específica sobre la salud de tu perro.

La Anaplasmosis en Perros y Gatos en España: Prevención, Síntomas y Cuidados

La Anaplasmosis es una enfermedad transmitida por garrapatas que afecta a perros y gatos, y puede ser una preocupación importante para los dueños de mascotas en España. En este capítulo, exploraremos qué es la Anaplasmosis, cómo se transmite, los síntomas en perros y gatos, y cómo prevenirla y cuidar a las mascotas afectadas. La información se basa en fuentes confiables y oficiales, como la American Veterinary Medical Association (AVMA) y la Asociación Española de Veterinarios Clínicos de Pequeños Animales (AVEPA).

¿Qué es la Anaplasmosis y su Prevalencia en España?

La Anaplasmosis es una enfermedad causada por bacterias del género Anaplasma que afecta el sistema sanguíneo de los perros y, ocasionalmente, de los gatos. En España, la Anaplasmosis es más común en áreas con garrapatas, como zonas rurales y forestales. La prevalencia puede variar en diferentes regiones del país.

Transmisión de la Anaplasmosis

La Anaplasmosis se transmite a través de la picadura de garrapatas infectadas con la bacteria Anaplasma. Cuando una garrapata infectada se adhiere a un animal y se alimenta de su sangre, puede transmitir la bacteria. También puede transmitirse a través de transfusiones de sangre.

Síntomas de la Anaplasmosis en Perros y Gatos

Los síntomas de la Anaplasmosis pueden variar en gravedad y pueden incluir:

En Perros:

1. **Fiebre:** Los perros afectados pueden tener fiebre.

2. **Letargo:** Los perros pueden volverse letárgicos y débiles.

3. **Cojera:** La Anaplasmosis puede causar cojera debido a la inflamación de las articulaciones.

4. **Pérdida de apetito:** La falta de apetito es común en perros afectados.

5. **Dolor abdominal:** Algunos perros pueden experimentar dolor abdominal.

En Gatos:

1. **Fiebre:** Los gatos afectados pueden tener fiebre.

2. **Letargo:** Los gatos pueden volverse letárgicos y débiles.

3. **Pérdida de apetito:** La falta de apetito es común en gatos afectados.

4. **Síntomas respiratorios:** Algunos gatos pueden mostrar síntomas respiratorios.

Diagnóstico y Cuidados

El diagnóstico de la Anaplasmosis se basa en pruebas de sangre que detectan la presencia de la bacteria Anaplasma. El tratamiento implica la administración de antibióticos y cuidados de apoyo para aliviar los síntomas. En casos graves, pueden ser necesarios cuidados hospitalarios.

Prevención de la Anaplasmosis en Perros y Gatos

La prevención de la Anaplasmosis implica el control de garrapatas y la protección contra picaduras. Habla con tu veterinario sobre productos antiparasitarios recomendados que prevengan la infección por Anaplasma. Además, revisa regularmente a tus mascotas en busca de garrapatas y elimínalas de manera segura.

Conclusiones

La Anaplasmosis es una enfermedad transmitida por garrapatas que puede afectar a perros y gatos en España, especialmente en áreas con presencia de garrapatas. Si tienes mascotas, es importante hablar con tu veterinario sobre las medidas de prevención adecuadas y mantener a tus animales al día con los productos antiparasitarios recomendados. Si sospechas que tus mascotas podrían tener Anaplasmosis, busca atención veterinaria de inmediato para un diagnóstico y tratamiento adecuados.

Recuerda que este capítulo proporciona información general sobre la Anaplasmosis, pero siempre es importante consultar a un veterinario para obtener orientación específica sobre la salud de tus mascotas.

La Borreliosis en Perros y Gatos en España: Prevención, Síntomas y Cuidados

La Borreliosis, también conocida como enfermedad de Lyme, es una enfermedad transmitida por garrapatas que afecta a perros y gatos, y puede ser una preocupación importante para los dueños de mascotas en España. En este Capítulo, exploraremos qué es la Borreliosis, cómo se transmite, los síntomas en perros y gatos, y cómo prevenirla y cuidar a las mascotas afectadas. La información se basa en fuentes confiables y oficiales, como los Centros para el Control y la Prevención de Enfermedades (CDC) y la Asociación Española de Veterinarios Clínicos de Pequeños Animales (AVEPA).

¿Qué es la Borreliosis y su Prevalencia en España?

La Borreliosis es una enfermedad bacteriana causada por la bacteria *Borrelia burgdorferi*, transmitida principalmente por garrapatas. En España, esta enfermedad es más común en regiones con presencia de garrapatas, como zonas forestales y rurales. La prevalencia puede variar en diferentes áreas del país.

Transmisión de la Borreliosis

La Borreliosis se transmite a través de la picadura de garrapatas infectadas con la bacteria Borrelia. Cuando una garrapata infectada se adhiere a un animal y se alimenta de su sangre, puede transmitir la bacteria. No se transmite directamente de un animal infectado a otro ni de animales a humanos sin la picadura de una garrapata.

Síntomas de la Borreliosis en Perros y Gatos

Los síntomas de la Borreliosis pueden variar en gravedad y pueden incluir:

En Perros:

1. **Fiebre:** Los perros afectados pueden tener fiebre.

2. **Letargo:** Los perros pueden volverse letárgicos y débiles.

3. **Cojera:** La Borreliosis puede causar cojera debido a la inflamación de las articulaciones.

4. **Dolor articular:** Los perros pueden experimentar dolor en las articulaciones.

5. **Inapetencia:** La falta de apetito es común en perros afectados.

En Gatos:

1. **Fiebre:** Los gatos afectados pueden tener fiebre.

2. **Letargo:** Los gatos pueden volverse letárgicos y débiles.

3. **Cojera:** Algunos gatos pueden mostrar cojera debido a la inflamación de las articulaciones.

4. **Dolor articular:** Los gatos pueden experimentar dolor en las articulaciones.

Diagnóstico y Cuidados

El diagnóstico de la Borreliosis se basa en pruebas de sangre que detectan la presencia de anticuerpos contra Borrelia. El tratamiento implica la administración de antibióticos y cuidados de apoyo para aliviar los síntomas. En casos graves, pueden ser necesarios cuidados hospitalarios.

Prevención de la Borreliosis en Perros y Gatos

La prevención de la Borreliosis implica el control de garrapatas y la protección contra picaduras. Habla con tu veterinario sobre productos antiparasitarios recomendados que prevengan la picadura de garrapatas y la infección por Borrelia. Además, revisa regularmente a tus mascotas en busca de garrapatas y elimínalas de manera segura.

Conclusiones

La Borreliosis es una enfermedad transmitida por garrapatas que puede afectar a perros y gatos en España, especialmente en áreas con presencia de garrapatas. Si tienes mascotas, es importante hablar con tu veterinario sobre las medidas de prevención adecuadas y mantener a tus animales al día con los productos antiparasitarios recomendados. Si sospechas que tus mascotas podrían tener Borreliosis, busca atención veterinaria de inmediato para un diagnóstico y tratamiento adecuados.

Recuerda que este capítulo proporciona información general sobre la Borreliosis, pero siempre es importante consultar a un veterinario para obtener orientación específica sobre la salud de tus mascotas.

El Calicivirus Felino en España: Prevención, Síntomas y Cuidados

El Calicivirus Felino es una enfermedad viral que afecta a los gatos y puede ser una preocupación importante para los dueños de mascotas en España. En este capítulo, exploraremos qué es el Calicivirus Felino, cómo se transmite, los síntomas en los gatos y cómo prevenirlo y cuidar a los gatos afectados. La información se basa en fuentes confiables y oficiales, como la American Association of Feline Practitioners (AAFP) y la Asociación Española de Veterinarios Clínicos de Pequeños Animales (AVEPA).

¿Qué es el Calicivirus Felino y su Prevalencia en España?

El Calicivirus Felino es un virus que causa infecciones respiratorias en los gatos. En España, esta enfermedad es relativamente común y puede afectar a gatos de todas las edades y razas. La prevalencia del Calicivirus Felino puede variar en diferentes regiones del país.

Transmisión del Calicivirus Felino

El Calicivirus Felino se transmite principalmente a través del contacto directo entre gatos infectados y gatos sanos. También puede transmitirse a través de objetos o superficies contaminados con secreciones nasales o saliva de gatos infectados. Los gatos que viven en entornos con alta densidad de población, como refugios o colonias de gatos, tienen un mayor riesgo de exposición.

Síntomas del Calicivirus Felino

Los síntomas del Calicivirus Felino pueden variar y pueden incluir:

1. **Estornudos y secreción nasal:** Los gatos afectados pueden estornudar y tener secreción nasal.

2. **Úlceras en la boca:** El Calicivirus puede causar úlceras en la boca, lo que puede dificultar la alimentación y causar dolor.

3. **Salivación excesiva:** Algunos gatos pueden babear debido a las úlceras en la boca.

4. **Conjuntivitis:** La inflamación de los ojos también es común en gatos con Calicivirus Felino.

5. **Cojera:** En algunos casos, el virus puede causar cojera debido a la inflamación de las patas.

Diagnóstico y Cuidados

El diagnóstico del Calicivirus Felino se basa en la evaluación de los síntomas clínicos y, en algunos casos, en pruebas de laboratorio. No existe un tratamiento específico para el virus, pero se pueden proporcionar cuidados de apoyo para aliviar los síntomas, como la administración de analgésicos. Los gatos afectados deben mantenerse cómodos y recibir atención veterinaria.

Prevención del Calicivirus Felino

La prevención del Calicivirus Felino implica la vacunación. Habla con tu veterinario sobre las vacunas recomendadas para tu gato, especialmente si vives en un área con una alta prevalencia de la enfermedad o si planeas llevar a tu gato a lugares donde pueda estar expuesto a otros gatos.

Conclusiones

El Calicivirus Felino es una enfermedad viral que puede afectar a los gatos en España. Si tienes gatos, es importante hablar con tu veterinario sobre las medidas de prevención adecuadas y mantener a tus gatos al día con las vacunas recomendadas. Si sospechas que tu gato podría tener Calicivirus Felino, busca atención veterinaria para un diagnóstico y tratamiento adecuados.

Recuerda que este capítulo proporciona información general sobre el Calicivirus Felino, pero siempre es importante consultar a un veterinario para obtener orientación específica sobre la salud de tu mascota.

El Coronavirus Canino en España: Prevención, Síntomas y Cuidados

El Coronavirus Canino es una enfermedad viral que afecta a los perros y puede ser una preocupación importante para los dueños de mascotas en España. En este capítulo, exploraremos qué es el Coronavirus Canino, cómo se transmite, los síntomas en los perros y cómo prevenirlo y cuidar a los perros afectados. La información se basa en fuentes confiables y oficiales, como la American Veterinary Medical Association (AVMA) y la Asociación Española de Veterinarios Clínicos de Pequeños Animales (AVEPA).

¿Qué es el Coronavirus Canino y su Prevalencia en España?

El Coronavirus Canino es un virus que afecta principalmente el sistema gastrointestinal de los perros. En España, esta enfermedad es relativamente común y puede afectar a perros de todas las edades y razas. La prevalencia del Coronavirus Canino puede variar en diferentes regiones del país.

Transmisión del Coronavirus Canino

El Coronavirus Canino se transmite principalmente a través de las heces de perros infectados. Los perros pueden infectarse al entrar en contacto con el virus a través de objetos o áreas contaminadas, o al ingerir alimentos o agua contaminados con heces infectadas. La transmisión directa de perro a perro es menos común.

Síntomas del Coronavirus Canino

Los síntomas del Coronavirus Canino pueden variar y pueden incluir:

1. **Diarrea:** La diarrea es el síntoma más común y puede variar en gravedad.

2. **Vómitos:** Algunos perros también pueden experimentar vómitos.

3. **Pérdida de apetito:** Los perros afectados pueden perder el apetito debido a la enfermedad.

4. **Letargo:** La falta de energía y el letargo son posibles síntomas.

5. **Deshidratación:** La diarrea y los vómitos pueden llevar a la deshidratación.

Diagnóstico y Cuidados

El diagnóstico del Coronavirus Canino se basa en la evaluación de los síntomas clínicos y, en algunos casos, en pruebas de laboratorio. No existe un tratamiento específico para el virus, y la mayoría de los perros se recuperan con cuidados de apoyo, como la administración de líquidos para tratar la deshidratación y una dieta suave durante el período de recuperación.

Prevención del Coronavirus Canino

La prevención del Coronavirus Canino implica mantener un entorno limpio y saludable para tus perros. Evita que entren en contacto con heces de perros desconocidos y asegúrate de que su entorno esté limpio y desinfectado regularmente. Además, habla con tu veterinario sobre las medidas de prevención adecuadas para tu perro.

Conclusiones

El Coronavirus Canino es una enfermedad viral que puede afectar a los perros en España. Si tienes perros, es importante hablar con tu veterinario sobre las medidas de prevención adecuadas y mantener un entorno limpio y saludable para tus mascotas. Si sospechas que tu perro podría tener Coronavirus Canino, busca atención veterinaria para un diagnóstico y tratamiento adecuados.

Recuerda que este capítulo proporciona información general sobre el Coronavirus Canino, pero siempre es importante consultar a un veterinario para obtener orientación específica sobre la salud de tu mascota.

La Dirofilariosis en Perros y Gatos en España: Prevención, Síntomas y Cuidados

La Dirofilariosis, también conocida como "gusano del corazón", es una enfermedad parasitaria transmitida por mosquitos que afecta a perros y gatos, y puede ser una preocupación importante para los dueños de mascotas en España. En este capítulo, exploraremos qué es la Dirofilariosis, cómo se transmite, los síntomas en perros y gatos, y cómo prevenirla y cuidar a las mascotas afectadas. La información se basa en fuentes confiables y oficiales, como la American Heartworm Society y la Asociación Española de Veterinarios Clínicos de Pequeños Animales (AVEPA).

¿Qué es la Dirofilariosis y su Prevalencia en España?

La Dirofilariosis es una enfermedad parasitaria causada por un gusano llamado *Dirofilaria immitis* que afecta el corazón y los pulmones de los perros y, ocasionalmente, de los gatos. En España, la Dirofilariosis es más común en regiones con climas cálidos y húmedos, como la costa mediterránea. La prevalencia puede variar en diferentes áreas del país.

Transmisión de la Dirofilariosis

La Dirofilariosis se transmite a través de la picadura de mosquitos infectados. Cuando un mosquito infectado pica a un animal, puede transmitir las larvas de Dirofilaria al torrente sanguíneo. Las larvas migran a los vasos sanguíneos y al corazón, donde se desarrollan en gusanos adultos.

Síntomas de la Dirofilariosis en Perros y Gatos

Los síntomas de la Dirofilariosis pueden variar en gravedad y pueden incluir:

En Perros:

1. **Tos:** Los perros afectados pueden tener tos crónica.

2. **Dificultad para respirar:** La enfermedad puede causar dificultad para respirar.

3. **Letargo:** Los perros pueden volverse letárgicos y débiles.

4. **Pérdida de peso:** La pérdida de peso es común en perros afectados.

5. **Hinchazón abdominal:** En casos graves, se puede observar hinchazón abdominal debido a la acumulación de líquido.

En Gatos:

1. **Tos:** Los gatos afectados pueden tener tos ocasional.

2. **Dificultad para respirar:** La enfermedad puede causar dificultad para respirar.

3. **Letargo:** Los gatos pueden volverse letárgicos y débiles.

Diagnóstico y Cuidados

El diagnóstico de la Dirofilariosis se basa en pruebas de sangre que detectan la presencia de larvas o anticuerpos contra Dirofilaria. El tratamiento puede ser complicado y costoso, y generalmente implica medicamentos para eliminar los gusanos adultos, aumentando el riesgo de obstrucción de los vasos sanguíneos. En casos graves, pueden ser necesarios cuidados de apoyo y cirugía.

Prevención de la Dirofilariosis en Perros y Gatos

La prevención de la Dirofilariosis es fundamental. Habla con tu veterinario sobre productos antiparasitarios recomendados que previenen la infección por Dirofilaria. Estos productos suelen administrarse mensualmente o según las indicaciones de tu veterinario. Además, evita la exposición de tus mascotas a mosquitos, especialmente durante las horas del crepúsculo y la noche.

Conclusiones

La Dirofilariosis es una enfermedad parasitaria que afecta a perros y gatos en España, especialmente en áreas con climas cálidos y húmedos. Si tienes mascotas, es importante hablar con tu veterinario sobre las medidas de prevención adecuadas y mantener a tus animales al día con los productos antiparasitarios recomendados. Si sospechas que tus mascotas podrían tener Dirofilariosis, busca atención veterinaria de inmediato para un diagnóstico y tratamiento adecuados.

Recuerda que este capítulo proporciona información general sobre la Dirofilariosis, pero siempre es importante consultar a un veterinario para obtener orientación específica sobre la salud de tus mascotas.

La Ehrlichiosis en Perros y Gatos en España: Prevención, Síntomas y Cuidados

La Ehrlichiosis es una enfermedad transmitida por garrapatas que afecta a perros y gatos, y puede ser una preocupación importante para los dueños de mascotas en España. En este capítulo, exploraremos qué es la Ehrlichiosis, cómo se transmite, los síntomas en perros y gatos, y cómo prevenirla y cuidar a las mascotas afectadas. La información se basa en fuentes confiables y oficiales, como la American Veterinary Medical Association (AVMA) y la Asociación Española de Veterinarios Clínicos de Pequeños Animales (AVEPA).

¿Qué es la Ehrlichiosis y su Prevalencia en España?

La Ehrlichiosis es una enfermedad causada por la bacteria Ehrlichia, que se transmite a través de la picadura de garrapatas. En España, esta enfermedad es endémica en algunas áreas y puede afectar tanto a perros como a gatos. La prevalencia de la Ehrlichiosis puede variar en diferentes regiones del país.

Transmisión de la Ehrlichiosis

La Ehrlichiosis se transmite a través de la picadura de garrapatas infectadas con la bacteria Ehrlichia. Las garrapatas se adhieren a la piel de las mascotas y transmiten la bacteria al alimentarse de su sangre. También puede transmitirse de madre a cachorro durante el parto o a través de transfusiones sanguíneas.

Síntomas de la Ehrlichiosis en Perros y Gatos

Los síntomas de la Ehrlichiosis pueden variar en gravedad y pueden incluir:

En Perros:

1. **Fiebre:** Los perros afectados pueden tener fiebre.

2. **Letargo:** Los perros pueden volverse letárgicos y débiles.

3. **Pérdida de apetito:** La falta de apetito es común.

4. **Cojera:** Algunos perros pueden mostrar cojera debido a la inflamación de las articulaciones.

5. **Sangrado:** La Ehrlichiosis puede causar sangrado, como sangrado nasal o encías sangrantes.

En Gatos:

1. **Fiebre:** Los gatos afectados pueden tener fiebre.

2. **Letargo:** Los gatos pueden volverse letárgicos y débiles.

3. **Pérdida de apetito:** La falta de apetito es común.

4. **Síntomas respiratorios:** Algunos gatos pueden mostrar síntomas respiratorios.

Diagnóstico y Cuidados

El diagnóstico de la Ehrlichiosis se basa en pruebas de laboratorio que detectan la presencia de la bacteria en la sangre. El tratamiento implica la administración de antibióticos y cuidados de apoyo para aliviar los síntomas. En casos graves, pueden ser necesarias hospitalización y transfusiones de sangre.

Prevención de la Ehrlichiosis en Perros y Gatos

La prevención de la Ehrlichiosis implica el control de garrapatas y la protección contra picaduras. Habla con tu veterinario sobre productos antiparasitarios recomendados para tus mascotas y evita áreas infestadas de garrapatas. También puedes revisar regularmente a tus mascotas en busca de garrapatas y eliminarlas de manera segura.

Conclusiones

La Ehrlichiosis es una enfermedad transmitida por garrapatas que puede afectar a perros y gatos en España. Si tienes mascotas, es importante hablar con tu veterinario sobre las medidas de prevención adecuadas y mantener a tus animales al día con los productos antiparasitarios recomendados. Si sospechas que tus mascotas podrían tener Ehrlichiosis, busca atención veterinaria de inmediato para un diagnóstico y tratamiento adecuados.

Recuerda que este capítulo proporciona información general sobre la Ehrlichiosis, pero siempre es importante consultar a un veterinario para obtener orientación específica sobre la salud de tus mascotas.

Hepatitis Infecciosa Canina (ICH): Síntomas, Tratamiento y Prevención

La Hepatitis Infecciosa Canina (ICH) es una enfermedad viral que afecta a los perros. Aunque ha disminuido en incidencia debido a la amplia disponibilidad de vacunas, sigue siendo una preocupación en algunas áreas. En este capítulo, exploraremos qué es la ICH, sus síntomas, opciones de tratamiento y medidas de prevención. La información se basa en fuentes confiables y en la Asociación Española de Veterinarios de Animales de Compañía (AVEPA).

¿Qué es la Hepatitis Infecciosa Canina (ICH)?

La ICH es una enfermedad viral causada por el virus de la hepatitis canina, un miembro de la familia Adenoviridae. Este virus afecta principalmente al hígado de los perros, causando inflamación y daño hepático. La ICH es altamente contagiosa y puede propagarse a través de la saliva, orina y heces de perros infectados.

Síntomas de la Hepatitis Infecciosa Canina (ICH)

Los síntomas de la ICH pueden variar en gravedad, y algunos perros pueden ser portadores asintomáticos del virus. Los síntomas comunes incluyen:

1. **Fiebre:** La fiebre es uno de los primeros signos de infección.

2. **Letargo:** Los perros afectados pueden mostrar falta de energía y apetito.

3. **Vómitos y diarrea:** Algunos perros pueden experimentar problemas gastrointestinales.

4. **Dolor abdominal:** La inflamación hepática puede causar dolor en el área abdominal.

5. **Ictericia:** En casos graves, la piel y las membranas mucosas pueden volerse amarillas debido al daño hepático.

6. **Coagulopatía:** La ICH puede afectar la coagulación sanguínea y causar hemorragias.

En casos graves, la ICH puede ser fatal, especialmente en cachorros y perros debilitados.

Diagnóstico y Tratamiento de la Hepatitis Infecciosa Canina (ICH)

El diagnóstico de la ICH se basa en la evaluación de los síntomas clínicos, así como en pruebas de laboratorio que detectan la presencia del virus o anticuerpos. No existe un tratamiento específico para la ICH, por lo que el enfoque principal es proporcionar cuidados de apoyo, incluyendo:

• **Hospitalización:** Los perros gravemente afectados pueden necesitar hospitalización para recibir fluidos intravenosos y otros tratamientos de apoyo.

• **Control de síntomas:** El tratamiento incluye el manejo de los síntomas, como la fiebre y el dolor.

• **Prevención de complicaciones:** Evitar la coagulopatía y tratar cualquier sangrado es esencial en casos graves.

Prevención de la Hepatitis Infecciosa Canina (ICH)

La prevención es clave para controlar la ICH:

- **Vacunación:** La vacuna contra la hepatitis canina es efectiva y se administra a menudo como parte de las vacunas combinadas para perros. Consulta a tu veterinario para asegurarte de que tu perro esté al día con las vacunas recomendadas.

- **Evitar el contacto con perros infectados:** Mantén a tu perro alejado de otros perros enfermos y evita compartir utensilios, juguetes y tazones con perros de los que no estás seguro de su estado de salud.

Conclusiones

La Hepatitis Infecciosa Canina es una enfermedad viral grave que puede afectar a los perros. La prevención a través de la vacunación es esencial para proteger a tu mascota de esta enfermedad. Si sospechas que tu perro podría tener ICH, busca atención veterinaria de inmediato para un diagnóstico y tratamiento adecuados.

Recuerda que este capítulo proporciona información general sobre la Hepatitis Infecciosa Canina, pero siempre es importante consultar a un veterinario para obtener orientación específica sobre la salud de tu perro.

El Herpesvirus Felino en España: Prevención, Síntomas y Cuidados

El Herpesvirus Felino es una enfermedad viral que afecta a los gatos y puede ser una preocupación importante para los dueños de mascotas en España. En este capítulo, exploraremos qué es el Herpesvirus Felino, cómo se transmite, los síntomas en los gatos y cómo prevenirlo y cuidar a los gatos afectados. La información se basa en fuentes confiables y oficiales, como la American Association of Feline Practitioners (AAFP) y la Asociación Española de Veterinarios Clínicos de Pequeños Animales (AVEPA).

¿Qué es el Herpesvirus Felino y su Prevalencia en España?

El Herpesvirus Felino es un virus que causa infecciones respiratorias en los gatos. En España, esta enfermedad es común y puede afectar a gatos de todas las edades y razas. La prevalencia del Herpesvirus Felino puede variar en diferentes regiones del país.

Transmisión del Herpesvirus Felino

El Herpesvirus Felino se transmite principalmente a través del contacto directo entre gatos infectados y gatos sanos. También puede transmitirse a través de objetos o superficies contaminados con secreciones nasales o saliva de gatos infectados. Los gatos que viven en entornos con alta densidad de población, como refugios o colonias de gatos, tienen un mayor riesgo de exposición.

Síntomas del Herpesvirus Felino

Los síntomas del Herpesvirus Felino pueden variar y pueden incluir:

1. **Estornudos y secreción nasal:** Los gatos afectados pueden estornudar y tener secreción nasal.

2. **Conjuntivitis:** La inflamación de los ojos es común en gatos con Herpesvirus Felino.

3. **Salivación excesiva:** Algunos gatos pueden babear debido a la inflamación de la garganta.

4. **Úlceras en la boca:** El virus puede causar úlceras en la boca, lo que puede dificultar la alimentación y causar dolor.

5. **Fiebre:** Los gatos pueden tener fiebre durante una infección aguda.

Diagnóstico y Cuidados

El diagnóstico del Herpesvirus Felino se basa en la evaluación de los síntomas clínicos y, en algunos casos, en pruebas de laboratorio. No existe un tratamiento específico para el virus, pero se pueden proporcionar cuidados de apoyo para aliviar los síntomas, como la administración de analgésicos. Los gatos afectados deben mantenerse cómodos y recibir atención veterinaria.

Prevención del Herpesvirus Felino

La prevención del Herpesvirus Felino implica la vacunación. Habla con tu veterinario sobre las vacunas recomendadas para tu gato, especialmente si vives en un área con una alta prevalencia de la enfermedad o si planeas llevar a tu gato a lugares donde pueda estar expuesto a otros gatos.

Conclusiones

El Herpesvirus Felino es una enfermedad viral que puede afectar a los gatos en España. Si tienes gatos, es importante hablar con tu veterinario sobre las medidas de prevención adecuadas y mantener a tus gatos al día con las vacunas recomendadas. Si sospechas que tu gato podría tener Herpesvirus Felino, busca atención veterinaria para un diagnóstico y tratamiento adecuados.

Recuerda que este capítulo proporciona información general sobre el Herpesvirus Felino, pero siempre es importante consultar a un veterinario para obtener orientación específica sobre la salud de tu mascota.

La Inmunodeficiencia Felina (FIV) en España: Prevención, Síntomas y Cuidados

La Inmunodeficiencia Felina (FIV) es una enfermedad viral que afecta a los gatos y es una preocupación importante para los dueños de mascotas en España. En este capítulo exploraremos qué es la FIV, cómo se transmite, los síntomas en los gatos y cómo prevenirla y cuidar a los gatos afectados. La información se basa en fuentes confiables y oficiales, como la American Association of Feline Practitioners (AAFP) y la Asociación Española de Veterinarios Clínicos de Pequeños Animales (AVEPA).

¿Qué es la Inmunodeficiencia Felina (FIV) y su Prevalencia en España?

La Inmunodeficiencia Felina (FIV) es una enfermedad viral que afecta el sistema inmunológico de los gatos. En España, esta enfermedad se encuentra en todo el país y puede afectar a gatos de todas las edades y razas. La prevalencia de la FIV puede variar en diferentes regiones, y se estima que un porcentaje significativo de la población felina está en riesgo de contraerla.

Transmisión de la Inmunodeficiencia Felina (FIV)

La FIV se transmite principalmente a través de la mordedura de un gato infectado a otro gato. También puede transmitirse de madre a cachorro durante el parto o a través de la leche materna. Los gatos que tienen una vida al aire libre y están involucrados en peleas son más propensos a contraer la enfermedad debido al contacto cercano con otros gatos.

Síntomas de la Inmunodeficiencia Felina (FIV)

Los síntomas de la FIV pueden variar y pueden incluir:

1. **Infecciones recurrentes:** Los gatos con FIV son propensos a infecciones recurrentes, como infecciones respiratorias y de encías.

2. **Pérdida de peso:** Los gatos afectados pueden experimentar una pérdida de peso inexplicada.

3. **Letargo:** Los gatos pueden mostrar una falta de energía y actividad.

4. **Problemas dentales:** La FIV puede causar problemas dentales y gingivitis.

5. **Problemas gastrointestinales:** Algunos gatos pueden experimentar diarrea crónica.

6. **Linfoma:** Los gatos con FIV tienen un mayor riesgo de desarrollar linfoma, un tipo de cáncer.

Diagnóstico y Cuidados

El diagnóstico de la FIV se basa en pruebas de sangre que detectan la presencia de anticuerpos contra el virus. Desafortunadamente, no existe un tratamiento curativo para la FIV, pero los gatos afectados pueden recibir cuidados de apoyo para mantener su calidad de vida y controlar los síntomas. Esto incluye la gestión de infecciones secundarias y el monitoreo regular de la salud del gato.

Prevención de la Inmunodeficiencia Felina (FIV)

La mejor manera de prevenir la FIV es mantener a los gatos en un entorno seguro y evitar que salgan al exterior si es posible. Tanto si tienes gatos al aire libre como si no, es importante esterilizar o castrar a tus gatos y mantenerlos al día con las vacunas recomendadas por tu veterinario. Además, es esencial evitar que los gatos tengan contacto cercano con gatos desconocidos o gatos de estado desconocido.

Conclusiones

La Inmunodeficiencia Felina (FIV) es una enfermedad viral que afecta a los gatos en toda España. Si tienes gatos, es importante hablar con tu veterinario sobre las medidas de prevención adecuadas y mantener a tus gatos al día con las vacunas y esterilización/castración. Si tienes un gato diagnosticado con FIV, consulta con tu veterinario sobre cuidados y manejo de la enfermedad. La detección temprana y la atención médica adecuada pueden ayudar a mejorar la calidad de vida de los gatos afectados.

Recuerda que este capítulo proporciona información general sobre la Inmunodeficiencia Felina (FIV), pero siempre es importante consultar a un veterinario para obtener orientación específica sobre la salud de tu mascota.

La Leishmaniosis en Perros: Prevención, Síntomas, y Tratamiento en España

La leishmaniosis es una enfermedad parasitaria transmitida por la picadura de un mosquito llamado flebótomo. Afecta tanto a perros como a humanos, y es importante conocerla y prevenirla para mantener a nuestras mascotas saludables. En este capítulo, exploraremos qué es la leishmaniosis, cómo se transmite, los síntomas en los perros y cómo prevenirla y tratarla. La información proviene de fuentes confiables y oficiales, como la Organización Mundial de la Salud (OMS) y la American Veterinary Medical Association (AVMA).

¿Qué es la Leishmaniosis y Dónde Ocurre en España?

La leishmaniosis canina es una enfermedad parasitaria transmitida por la picadura de mosquitos flebótomos, y se encuentra principalmente en áreas geográficas específicas de España y otras regiones del sur de Europa. En España, esta enfermedad es más prevalente en las regiones costeras del Mediterráneo, como Cataluña, Comunidad Valenciana, Murcia, Andalucía y las Islas Baleares. Estas áreas tienen un clima cálido y húmedo que es propicio para la presencia de los mosquitos flebótomos, los vectores de la enfermedad.

La leishmaniosis canina es más común en áreas rurales y suburbanas que en las ciudades. Los perros que viven o viajan a estas zonas tienen un mayor riesgo de contraer la enfermedad. Además, el riesgo de transmisión de la leishmaniosis aumenta significativamente durante la temporada de mosquitos flebótomos, que suele ser más activa durante los meses cálidos del año, desde la primavera hasta el otoño.

Transmisión de la Leishmaniosis

Los flebótomos son mosquitos pequeños que se encuentran en áreas con vegetación, como las zonas costeras y rurales. Cuando un flebótomo pica a un perro infectado, puede adquirir el parásito Leishmania y transmitirlo a otros perros o incluso a humanos cuando pican nuevamente. Por lo tanto, la prevención de la leishmaniosis en perros implica reducir la exposición a las picaduras de estos mosquitos.

Síntomas de la Leishmaniosis en Perros

Los síntomas de la leishmaniosis en perros pueden variar en gravedad y pueden incluir pérdida de peso, lesiones en la piel, problemas oculares, problemas en las articulaciones, diarrea y vómitos, dificultad respiratoria y problemas renales. Algunos perros pueden ser portadores del parásito sin mostrar síntomas, por lo que es importante realizar pruebas de detección en áreas endémicas o cuando se sospeche la exposición.

Diagnóstico y Tratamiento

El diagnóstico de la leishmaniosis en perros se basa en pruebas de laboratorio, que pueden incluir análisis de sangre y pruebas serológicas. El tratamiento puede ser complicado y prolongado e implica medicamentos para controlar la infección y aliviar los síntomas, así como medidas para mejorar la función renal y tratar las complicaciones asociadas.

Prevención de la Leishmaniosis

La mejor manera de proteger a tu perro contra la leishmaniosis es prevenir las picaduras de flebótomos. Esto incluye el uso de repelentes de insectos recomendados por tu veterinario, la protección durante las horas de mayor actividad de los flebótomos (atardecer y amanecer), y la consulta regular con un veterinario para pruebas de detección y evaluación de la salud de tu mascota. En algunas regiones, se ha desarrollado una vacuna contra la leishmaniosis. Consulta con tu veterinario si esta vacuna es adecuada para tu perro.

Conclusiones

La leishmaniosis canina es una enfermedad seria que afecta a perros en áreas específicas de España, principalmente en las regiones costeras y rurales del Mediterráneo. La prevención y el diagnóstico temprano son fundamentales para el tratamiento exitoso. Si vives en una zona donde la leishmaniosis es endémica o si planeas viajar a una, es esencial hablar con un veterinario sobre medidas de prevención y realizar pruebas de detección regulares.

Recuerda que aquí te he proporcionado información general sobre la leishmaniosis en perros, pero siempre es importante consultar a un veterinario para obtener orientación específica sobre la salud de tu mascota.

La Leishmaniosis Felina en España: Prevención, Síntomas y Tratamiento

La leishmaniosis es una enfermedad parasitaria transmitida por la picadura de un mosquito llamado flebótomo. Aunque es más común en perros, también puede afectar a gatos, y es importante entenderla para mantener a nuestras mascotas saludables. En este capítulo, exploraremos qué es la leishmaniosis felina, cómo se transmite, los síntomas en los gatos y cómo prevenirla y tratarla. La información proviene de fuentes confiables y oficiales, como la Organización Mundial de la Salud (OMS) y la American Association of Feline Practitioners (AAFP).

¿Qué es la Leishmaniosis Felina y dónde ocurre en España?

Aunque la leishmaniosis es más conocida en perros, también puede afectar a gatos. En España, esta enfermedad es más prevalente en las regiones costeras del Mediterráneo, como Cataluña, Comunidad Valenciana, Murcia, Andalucía y las Islas Baleares. Estas áreas tienen un clima cálido y húmedo que es propicio para la presencia de los mosquitos flebótomos, los vectores de la enfermedad.

Transmisión de la Leishmaniosis Felina

Al igual que en los perros, los gatos contraen la leishmaniosis a través de la picadura de mosquitos flebótomos infectados. Estos mosquitos pueden transmitir el parásito Leishmania a los gatos, lo que desencadena la infección. La prevención de la leishmaniosis felina implica reducir la exposición de los gatos a las picaduras de estos mosquitos.

Síntomas de la Leishmaniosis en Gatos

Los síntomas de la leishmaniosis en gatos pueden variar y pueden incluir:

1. **Lesiones en la piel:** Pueden aparecer costras, úlceras o pérdida de pelo, especialmente alrededor de la cabeza, el cuello y las patas.

2. **Problemas oculares:** La leishmaniosis puede causar inflamación ocular y problemas oculares en los gatos.

3. **Letargo y pérdida de peso:** Los gatos afectados pueden mostrar una disminución de la actividad y una pérdida de peso inexplicada.

4. **Problemas respiratorios:** En casos graves, la enfermedad puede afectar los pulmones y causar dificultad respiratoria.

5. **Problemas renales:** La leishmaniosis felina puede afectar los riñones y causar insuficiencia renal en etapas avanzadas.

Es importante destacar que algunos gatos pueden ser portadores del parásito sin mostrar síntomas clínicos, lo que hace que la detección sea crucial.

Diagnóstico y Tratamiento

El diagnóstico de la leishmaniosis felina se basa en pruebas de laboratorio, que pueden incluir análisis de sangre y pruebas serológicas. El tratamiento puede ser complicado y prolongado, y generalmente implica medicamentos para controlar la infección y aliviar los síntomas, así como medidas de apoyo para mejorar la función renal y tratar las complicaciones.

Prevención de la Leishmaniosis Felina

La prevención de la leishmaniosis en gatos implica reducir la exposición a los mosquitos flebótomos. Aquí hay algunas medidas efectivas de prevención:

1. **Uso de repelentes:** Utiliza repelentes de insectos recomendados por tu veterinario, especialmente si vives en una zona endémica.

2. **Protección en las horas de mayor actividad:** Evita que los gatos salgan durante las horas de mayor actividad de los flebótomos, que suelen ser al atardecer y al amanecer.

3. **Control ambiental:** Mantén el entorno limpio y elimina posibles criaderos de mosquitos en tu área.

4. **Uso de mosquiteras:** protegiendo tus ventanas no sólo impedirás que tu gato pueda salir, sino que también lograrás que el mosquito no pueda entrar.

5. **Consulta con un veterinario:** Si vives en una zona endémica o si planeas viajar con tu gato a una, consulta a tu veterinario sobre medidas de prevención específicas.

Conclusiones

La leishmaniosis felina es una enfermedad parasitaria que puede afectar a gatos en regiones específicas de España, principalmente en las áreas costeras del Mediterráneo. La prevención y el diagnóstico temprano son fundamentales para el tratamiento exitoso. Si vives en una zona donde la leishmaniosis felina es endémica o si planeas viajar con tu gato a una, es esencial hablar con un veterinario sobre medidas de prevención y realizar pruebas de detección regulares.

Recuerda que este capítulo proporciona información general sobre la leishmaniosis felina, pero siempre es importante consultar a un veterinario para obtener orientación específica sobre la salud de tu mascota.

La Leptospirosis en Perros y Gatos en España: Prevención, Síntomas y Cuidados

La Leptospirosis es una enfermedad bacteriana que afecta a perros, gatos y humanos, y puede ser una preocupación importante para los dueños de mascotas en España. En este capítulo, exploraremos qué es la Leptospirosis, cómo se transmite, los síntomas en perros y gatos, y cómo prevenirla y cuidar a las mascotas afectadas. La información se basa en fuentes confiables y oficiales, como el Centro de Control y Prevención de Enfermedades (CDC) y la Asociación Española de Veterinarios Clínicos de Pequeños Animales (AVEPA).

¿Qué es la Leptospirosis y su Prevalencia en España?

La Leptospirosis es una enfermedad bacteriana causada por diversas cepas de la bacteria Leptospira. En España, esta enfermedad es endémica en algunas regiones y puede afectar tanto a perros como a gatos. La prevalencia de la Leptospirosis puede variar en diferentes áreas del país.

Transmisión de la Leptospirosis

La Leptospirosis se transmite principalmente a través del contacto con la orina de animales infectados, especialmente en agua o suelos contaminados. Las mascotas pueden infectarse al beber agua contaminada o al entrar en contacto con orina de animales infectados a través de cortes o abrasiones en la piel. También se puede transmitir de madre a cachorro durante el parto o a través de la leche materna.

Síntomas de la Leptospirosis en Perros y Gatos

Los síntomas de la Leptospirosis pueden variar en gravedad y pueden incluir:

1. **Fiebre:** Los animales afectados pueden tener fiebre.

2. **Letargo:** Los perros y gatos pueden volverse letárgicos y débiles.

3. **Vómitos y diarrea:** Algunos animales pueden experimentar vómitos y diarrea.

4. **Ictericia:** En casos graves, la ictericia (coloración amarilla de las membranas mucosas y la piel) puede desarrollarse debido al daño hepático.

5. **Insuficiencia renal:** La Leptospirosis puede causar insuficiencia renal, que puede ser mortal.

6. **Síntomas respiratorios:** En algunos casos, se pueden observar síntomas respiratorios.

Diagnóstico y Cuidados

El diagnóstico de la Leptospirosis se basa en pruebas de laboratorio que detectan la presencia de la bacteria en la sangre u orina. El tratamiento suele implicar la administración de antibióticos y cuidados de apoyo para aliviar los síntomas. Los casos graves pueden requerir hospitalización.

Prevención de la Leptospirosis en Perros y Gatos

La prevención de la Leptospirosis implica la vacunación. Habla con tu veterinario sobre las vacunas recomendadas para tus mascotas, especialmente si vives en un área donde la enfermedad es endémica o si tus mascotas están en contacto con aguas contaminadas o animales salvajes. Además, evita que tus mascotas beban agua de fuentes no controladas y reduce el contacto con animales salvajes.

Conclusiones

La Leptospirosis es una enfermedad bacteriana que puede afectar a perros y gatos en España. Si tienes mascotas, es importante hablar con tu veterinario sobre las medidas de prevención adecuadas y mantener a tus animales al día con las vacunas recomendadas. Si sospechas que tus mascotas podrían tener Leptospirosis, busca atención veterinaria de inmediato para un diagnóstico y tratamiento adecuados.

Recuerda que este capítulo proporciona información general sobre la Leptospirosis, pero siempre es importante consultar a un veterinario para obtener orientación específica sobre la salud de tus mascotas.

La Leucemia Felina en España: Prevención, Síntomas y Cuidados

La Leucemia felina es una enfermedad viral que afecta a los gatos y es una preocupación importante para los dueños de mascotas en España. En este capítulo, exploraremos qué es la Leucemia felina, cómo se transmite, los síntomas en los gatos y cómo prevenirla y cuidar a los gatos afectados. La información se basa en fuentes confiables y oficiales, como la American Association of Feline Practitioners (AAFP) y la Asociación Española de Veterinarios Clínicos de Pequeños Animales (AVEPA).

¿Qué es la Leucemia Felina y su Prevalencia en España?

La Leucemia felina es una enfermedad vírica que afecta a los gatos. En España, esta enfermedad se encuentra en todo el país y puede afectar a gatos de todas las edades y razas. La prevalencia de la Leucemia felina puede variar en diferentes regiones, y se estima que un porcentaje significativo de la población felina está en riesgo de contraerla.

Transmisión de la Leucemia Felina

La Leucemia felina se transmite principalmente a través del contacto cercano entre gatos, incluyendo el lamido mutuo, peleas y compartir platos de comida o cajas de arena. También puede transmitirse de madre a cachorro durante el parto o a través de la leche materna. Los gatos que salen al exterior tienen un mayor riesgo de exposición a la enfermedad debido al contacto con gatos infectados.

Síntomas de la Leucemia Felina

Los síntomas de la Leucemia felina pueden variar y pueden incluir:

1. **Pérdida de peso inexplicada:** Los gatos afectados pueden experimentar una disminución en su peso corporal.

2. **Debilidad y letargo:** Los gatos pueden mostrar una falta de energía y actividad.

3. **Fiebre persistente:** La fiebre crónica puede ser un signo de infección por Leucemia felina.

4. **Infecciones recurrentes:** Los gatos con Leucemia felina son más propensos a infecciones recurrentes, como gingivitis o infecciones respiratorias.

5. **Problemas gastrointestinales:** La diarrea crónica y los vómitos pueden ser síntomas de la enfermedad.

6. **Crecimiento anormal de las encías:** Algunos gatos pueden desarrollar crecimientos anormales en las encías.

7. **Cáncer:** La Leucemia felina aumenta el riesgo de desarrollar ciertos tipos de cáncer, como linfoma.

Diagnóstico y Cuidados

El diagnóstico de la leucemia felina se basa en pruebas de sangre que detectan la presencia del virus. Desafortunadamente, no existe un tratamiento curativo para la leucemia felina, pero los gatos afectados pueden recibir cuidados de apoyo para mantener su calidad de vida y controlar los síntomas. Esto incluye un enfoque en la gestión de infecciones secundarias y el monitoreo regular de la salud del gato.

Prevención de la Leucemia Felina

La mejor manera de prevenir la leucemia felina es la vacunación temprana. Los gatitos pueden ser vacunados contra la leucemia felina a una edad temprana, y esta vacunación se puede incluir en el calendario de vacunación de rutina. Además, es importante controlar y limitar el contacto de tu gato con gatos desconocidos o gatos de estado desconocido, especialmente si pasan tiempo al aire libre.

Conclusiones

La leucemia felina es una enfermedad viral que afecta a los gatos en toda España. Si tienes gatos, es importante hablar con tu veterinario sobre la vacunación y las medidas de prevención adecuadas. Si tienes un gato diagnosticado con leucemia felina, consulta con tu veterinario sobre cuidados y manejo de la enfermedad. La detección temprana y la atención médica adecuada pueden ayudar a mejorar la calidad de vida de los gatos afectados.

Recuerda que este capítulo proporciona información general sobre la leucemia felina, pero siempre es importante consultar a un veterinario para obtener orientación específica sobre la salud de tu mascota.

Papiloma Vírico en Perros: Síntomas, Tratamiento y Prevención

El Papiloma Vírico es una enfermedad que afecta a los perros y es causada por el virus del papiloma canino. Es conocida comúnmente por causar verrugas o protuberancias en la piel y las mucosas de los perros. En este capítulo, exploraremos qué es el Papiloma Vírico, sus síntomas, opciones de tratamiento y medidas de prevención. La información se basa en fuentes confiables y en la Asociación Española de Veterinarios de Animales de Compañía (AVEPA).

¿Qué es el Papiloma Vírico en Perros?

El Papiloma Vírico es una infección viral que afecta a los perros y es causada por el virus del papiloma canino. Este virus pertenece a la familia de los papilomavirus y se propaga principalmente a través del contacto directo entre perros, especialmente en entornos donde los caninos se congregan, como parques para perros.

Síntomas del Papiloma Vírico en Perros

Los síntomas del Papiloma Vírico en perros generalmente incluyen:

1. **Verrugas:** La característica más común del Papiloma Vírico es la aparición de verrugas o protuberancias en la piel y las mucosas del perro. Estas verrugas son generalmente inofensivas y tienen una apariencia similar a una coliflor en miniatura.

2. **Salivación excesiva:** En algunos casos, las verrugas en la boca o la garganta pueden causar salivación excesiva o dificultad para tragar.

3. **Cambios en la voz:** Si las verrugas afectan las cuerdas vocales, el perro puede experimentar cambios en su ladrido o vocalización.

Es importante destacar que, en la mayoría de los casos, el Papiloma Vírico es una enfermedad leve y autolimitante que tiende a desaparecer por sí sola con el tiempo.

Diagnóstico y Tratamiento del Papiloma Vírico en Perros

El diagnóstico del Papiloma Vírico generalmente se basa en la apariencia característica de las verrugas en el perro. No se suelen requerir pruebas de laboratorio para confirmar la enfermedad. El tratamiento del Papiloma Vírico suele ser innecesario, ya que las verrugas tienden a desaparecer por sí solas en unas pocas semanas o meses.

Si las verrugas causan molestias significativas al perro, el veterinario puede considerar opciones de tratamiento, que pueden incluir:

1. **Extirpación quirúrgica:** En casos graves o cuando las verrugas interfieren con la alimentación o la respiración, el veterinario puede optar por extirpar las verrugas quirúrgicamente.

2. **Crioterapia:** Se utiliza nitrógeno líquido para congelar y eliminar las verrugas.

Prevención del Papiloma Vírico en Perros

La prevención del Papiloma Vírico se centra en evitar el contacto con perros infectados. Aquí hay algunas medidas clave:

1. **Evitar el contacto con perros enfermos:** Mantén a tu perro alejado de otros perros con verrugas visibles en la piel o las mucosas.

2. **Higiene:** Lava bien las manos después de tocar a otros perros y desinfecta objetos y superficies que puedan estar contaminados.

3. **Promover un sistema inmunológico saludable:** Un sistema inmunológico fuerte puede ayudar al perro a combatir la infección. Asegúrate de que tu perro esté bien alimentado y reciba atención veterinaria regular.

Conclusiones

El Papiloma Vírico es una enfermedad leve en la mayoría de los casos y tiende a desaparecer por sí sola con el tiempo. La prevención se centra en evitar el contacto con perros infectados y promover la salud general del perro. Si tienes preocupaciones sobre las verrugas en tu perro, consulta a tu veterinario para obtener orientación específica.

Recuerda que este capítulo proporciona información general sobre el Papiloma Vírico en Perros, pero siempre es importante consultar a un veterinario para obtener orientación específica sobre la salud de tu mascota.

Parainfluenza en Perros: Síntomas, Tratamiento y Prevención

La Parainfluenza canina es una enfermedad respiratoria que afecta a los perros. Es una de las causas comunes de tos en perros, especialmente en entornos donde los caninos se congregan. En este capítulo, exploraremos qué es la Parainfluenza, sus síntomas, opciones de tratamiento y medidas de prevención. La información se basa en fuentes confiables y en la Asociación Española de Veterinarios de Animales de Compañía (AVEPA).

¿Qué es la Parainfluenza Canina?

La Parainfluenza canina es una enfermedad viral que afecta las vías respiratorias de los perros. Es causada por el virus de la Parainfluenza canina (CPIV), que es un miembro de la familia Paramyxoviridae. Esta enfermedad es altamente contagiosa y se propaga fácilmente en lugares donde los perros están en contacto cercano, como perreras, refugios y parques para perros.

Síntomas de la Parainfluenza Canina

Los síntomas de la Parainfluenza en perros pueden variar en gravedad, pero comúnmente incluyen:

1. **Tos:** La tos es el síntoma más característico y suele ser seca y persistente.

2. **Estornudos:** Algunos perros pueden estornudar ocasionalmente.

3. **Secreción nasal:** Puede haber secreción nasal clara o mucosa.

4. **Fiebre:** En casos graves, la fiebre puede estar presente.

5. **Letargo:** Los perros afectados pueden mostrar falta de energía y apetito.

La mayoría de los perros afectados por la Parainfluenza continúan siendo activos y comen bien, a pesar de la tos persistente. Sin embargo, los cachorros, perros ancianos y aquellos con sistemas inmunológicos comprometidos pueden estar en mayor riesgo de complicaciones.

Diagnóstico y Tratamiento de la Parainfluenza Canina

El diagnóstico de la Parainfluenza generalmente se basa en la evaluación de los síntomas clínicos y la historia clínica del perro. No existe un tratamiento específico para la Parainfluenza, y en la mayoría de los casos, el enfoque principal es proporcionar cuidados de apoyo, que pueden incluir:

1. **Control de síntomas:** Se pueden administrar medicamentos para aliviar la tos y la irritación de las vías respiratorias.

2. **Hidratación y nutrición adecuada:** Asegurarse de que el perro esté bien hidratado y continúe comiendo adecuadamente.

La mayoría de los perros se recuperan completamente de la Parainfluenza con el tiempo y cuidados de apoyo adecuados.

Prevención de la Parainfluenza Canina

La prevención es fundamental para evitar la propagación de la Parainfluenza:

1. **Vacunación:** La vacuna contra la Parainfluenza es efectiva y se administra a menudo como parte de las vacunas combinadas para

perros, que protegen contra varias enfermedades respiratorias. Consulta a tu veterinario para asegurarte de que tu perro esté al día con las vacunas recomendadas.

2. **Evitar el contacto con perros enfermos:** Mantén a tu perro alejado de otros perros enfermos y evita compartir utensilios, juguetes y tazones con perros de los que no estás seguro de su estado de salud.

Conclusiones

La Parainfluenza es una enfermedad respiratoria común en perros, pero generalmente es tratable y tiene un pronóstico favorable. La prevención a través de la vacunación es esencial para proteger a tu mascota de esta enfermedad. Si sospechas que tu perro podría tener Parainfluenza, busca atención veterinaria de inmediato para un diagnóstico y tratamiento adecuados.

Recuerda que este capítulo proporciona información general sobre la Parainfluenza Canina, pero siempre es importante consultar a un veterinario para obtener orientación específica sobre la salud de tu perro.

El Parvovirus Canino en España: Prevención, Síntomas y Cuidados

El Parvovirus Canino es una enfermedad viral altamente contagiosa que afecta a los perros y puede ser una preocupación importante para los dueños de mascotas en España. En este capítulo, exploraremos qué es el Parvovirus Canino, cómo se transmite, los síntomas en los perros y cómo prevenirlo y cuidar a los perros afectados. La información se basa en fuentes confiables y oficiales, como la American Veterinary Medical Association (AVMA) y la Asociación Española de Veterinarios Clínicos de Pequeños Animales (AVEPA).

¿Qué es el Parvovirus Canino y su Prevalencia en España?

El Parvovirus Canino es un virus que afecta principalmente el sistema gastrointestinal de los perros, causando síntomas graves. En España, esta enfermedad es relativamente común y puede afectar a perros de todas las edades y razas. La prevalencia del Parvovirus Canino puede variar en diferentes regiones del país.

Transmisión del Parvovirus Canino

El Parvovirus Canino se transmite principalmente a través del contacto con las heces de perros infectados. Los perros pueden infectarse al entrar en contacto con el virus a través de objetos o áreas contaminadas, o al ingerir alimentos o agua contaminados con heces infectadas. La transmisión directa de perro a perro es común, especialmente en lugares donde hay una alta densidad de perros, como refugios y parques para perros.

Síntomas del Parvovirus Canino

Los síntomas del Parvovirus Canino pueden ser graves e incluyen:

1. **Diarrea sanguinolenta:** La diarrea es un síntoma principal y puede ser sanguinolenta.

2. **Vómitos:** Los perros afectados pueden experimentar vómitos severos.

3. **Fiebre:** La fiebre es común durante la infección.

4. **Pérdida de apetito:** Los perros afectados pueden dejar de comer debido a la enfermedad.

5. **Deshidratación:** La diarrea y los vómitos pueden llevar rápidamente a la deshidratación.

6. **Letargo:** Los perros pueden volverse letárgicos y débiles.

Diagnóstico y Cuidados

El diagnóstico del Parvovirus Canino se basa en la evaluación de los síntomas clínicos y en pruebas de laboratorio. El tratamiento implica hospitalización para administrar fluidos intravenosos y medicamentos para controlar los síntomas. La recuperación puede ser lenta y requerir cuidados intensivos.

Prevención del Parvovirus Canino

La prevención del Parvovirus Canino implica la vacunación temprana. Los cachorros deben ser vacunados según el calendario recomendado por tu veterinario, y los refuerzos deben mantenerse regularmente. Además, es importante evitar que los cachorros

entren en contacto con áreas contaminadas y otros perros
desconocidos antes de estar completamente vacunados.

Conclusiones

El Parvovirus Canino es una enfermedad viral altamente contagiosa
que puede afectar a los perros en España. Si tienes perros, es
importante hablar con tu veterinario sobre las medidas de
prevención adecuadas y mantener a tus perros al día con las
vacunas recomendadas. Si sospechas que tu perro podría tener
Parvovirus Canino, busca atención veterinaria de inmediato para un
diagnóstico y tratamiento adecuados.

Recuerda que este capítulo proporciona información general sobre
el Parvovirus Canino, pero siempre es importante consultar a un
veterinario para obtener orientación específica sobre la salud de tu
mascota.

La Peritonitis Infecciosa Felina (PIF) en España: Prevención, Síntomas y Cuidados

La Peritonitis Infecciosa Felina (PIF) es una enfermedad viral que afecta a los gatos y puede ser una preocupación importante para los dueños de mascotas en España. En este capítulo, exploraremos qué es la PIF, cómo se transmite, los síntomas en los gatos y cómo prevenirla y cuidar a los gatos afectados. La información se basa en fuentes confiables y oficiales, como la American Association of Feline Practitioners (AAFP) y la Asociación Española de Veterinarios Clínicos de Pequeños Animales (AVEPA).

¿Qué es la Peritonitis Infecciosa Felina (PIF) y su Prevalencia en España?

La PIF es una enfermedad viral causada por el coronavirus felino. En España, la PIF puede ocurrir en gatos de todas las edades y razas, y su prevalencia puede variar en diferentes regiones del país. Aunque es una enfermedad relativamente rara, puede ser devastadora cuando se presenta.

Transmisión de la Peritonitis Infecciosa Felina (PIF)

El coronavirus felino, que puede ser responsable de la PIF, se propaga principalmente a través de las heces de gatos infectados. Los gatos pueden infectarse al entrar en contacto con el virus a través de objetos contaminados o al ingerir alimentos o agua contaminados con heces infectadas. La PIF no se transmite directamente de gato a gato.

Síntomas de la Peritonitis Infecciosa Felina (PIF)

Los síntomas de la PIF pueden variar y pueden incluir:

1. **Dificultad respiratoria:** Los gatos afectados pueden mostrar signos de dificultad respiratoria.

2. **Fiebre crónica:** La fiebre persistente es un síntoma común de PIF.

3. **Pérdida de peso:** Los gatos pueden experimentar una pérdida de peso inexplicada.

4. **Acumulación de líquido:** La PIF puede causar la acumulación de líquido en la cavidad abdominal o en el pecho, lo que se conoce como "forma efusiva" de la enfermedad.

5. **Cambios en el comportamiento:** Los gatos afectados pueden mostrar cambios en el comportamiento, como letargo o falta de interés en el juego.

Diagnóstico y Cuidados

El diagnóstico de la PIF puede ser complicado y generalmente se basa en pruebas de sangre, análisis de líquido en la cavidad abdominal o pecho, y hallazgos clínicos. Desafortunadamente, no existe un tratamiento curativo para la PIF, y la enfermedad suele ser fatal.

Prevención de la Peritonitis Infecciosa Felina (PIF)

La prevención de la PIF se centra en reducir la exposición al coronavirus felino. Esto incluye mantener a los gatos en un ambiente limpio y saludable, evitar el contacto con gatos infectados y practicar una buena higiene, como la limpieza regular de la caja de arena y la desinfección de objetos y áreas donde haya gatos.

Conclusiones

La Peritonitis Infecciosa Felina (PIF) es una enfermedad viral que puede afectar a los gatos en España. Si tienes gatos, es importante hablar con tu veterinario sobre las medidas de prevención adecuadas y mantener un entorno limpio y saludable para tus mascotas. Si sospechas que tu gato podría tener PIF, busca atención veterinaria inmediata. Aunque no existe un tratamiento curativo oficial, es importante brindar cuidados de apoyo y compasión a los gatos afectados.

Recuerda que este capítulo proporciona información general sobre la PIF, pero siempre es importante consultar a un veterinario para obtener orientación específica sobre la salud de tu mascota.

Tos de las Perreras en Perros: Síntomas, Tratamiento y Prevención

La Tos de las Perreras, también conocida como traqueobronquitis infecciosa canina, es una enfermedad respiratoria altamente contagiosa que afecta a perros de todas las edades. En este capítulo, exploraremos qué es la Tos de las Perreras, sus síntomas, opciones de tratamiento y medidas de prevención. La información se basa en fuentes confiables y en la Asociación Española de Veterinarios de Animales de Compañía (AVEPA).

¿Qué es la Tos de las Perreras?

La Tos de las Perreras es una infección respiratoria que afecta a los perros. Es causada por varios virus y bacterias, incluyendo el virus de la parainfluenza, la *bacteria Bordetella bronchiseptica* y otros agentes infecciosos. Esta enfermedad es común en entornos donde los perros están en contacto cercano, como perreras, refugios, parques para perros y lugares donde los caninos se congregan.

Síntomas de la Tos de las Perreras en Perros

Los síntomas de la Tos de las Perreras pueden variar en gravedad, pero comúnmente incluyen:

1. **Tos persistente:** La tos es el síntoma más característico y puede ser seca o productiva (con secreciones).

2. **Secreción nasal:** Algunos perros pueden tener secreción nasal clara o mucosa.

3. **Estornudos:** Los estornudos ocasionales también pueden estar presentes.

4. **Letargo:** Los perros afectados pueden mostrar falta de energía.

5. **Fiebre:** En casos más graves, la fiebre puede estar presente.

En general, la tos de las perreras suele ser leve y los perros afectados generalmente se mantienen activos y con buen apetito. Sin embargo, en casos severos o en perros jóvenes, ancianos o inmunocomprometidos, la enfermedad puede ser más grave.

Diagnóstico y Tratamiento de la Tos de las Perreras

El diagnóstico de la Tos de las Perreras se basa en la evaluación de los síntomas y la historia clínica del perro. En algunos casos, se pueden realizar pruebas específicas para identificar los agentes causales.

El tratamiento de la Tos de las Perreras generalmente incluye:

1. **Antibióticos:** Si se detecta una infección bacteriana, se pueden recetar antibióticos para tratarla.

2. **Medicamentos para la tos:** En algunos casos, se pueden administrar medicamentos para aliviar la tos y la irritación de las vías respiratorias.

3. **Reposo y aislamiento:** Es importante mantener al perro enfermo aislado de otros perros para prevenir la propagación de la enfermedad.

4. **Hidratación y nutrición adecuada:** Asegurarse de que el perro esté bien hidratado y continúe comiendo adecuadamente.

La mayoría de los perros se recuperan completamente de la Tos de las Perreras con el tratamiento adecuado. Sin embargo, en algunos casos, especialmente si la infección se complica con neumonía, puede ser necesario un tratamiento más intensivo.

Prevención de la Tos de las Perreras

La prevención es fundamental para controlar la propagación de la Tos de las Perreras. Aquí hay algunas medidas clave:

1. **Vacunación:** Vacunar a tu perro contra los agentes infecciosos responsables de la enfermedad es una de las formas más efectivas de prevención. Consulta con tu veterinario sobre las vacunas recomendadas.

2. **Evitar el contacto con perros enfermos:** Si sabes que un perro está enfermo, evita el contacto directo hasta que se recupere.

3. **Higiene:** Lava tus manos después de estar en contacto con otros perros y desinfecta objetos y superficies que puedan estar contaminados.

4. **Ventilación:** Proporciona una buena ventilación en áreas donde los perros se congregan para reducir la concentración de patógenos en el aire.

Conclusiones

La Tos de las Perreras es una enfermedad respiratoria común en perros, pero generalmente es tratable y tiene un pronóstico favorable. La vacunación y las prácticas de higiene son herramientas clave para prevenir la enfermedad y proteger a tu mascota. Si sospechas que tu perro tiene la Tos de las Perreras, consulta a tu veterinario para un diagnóstico y tratamiento adecuados.

Recuerda que este capítulo proporciona información general sobre la Tos de las Perreras, pero siempre es importante consultar a un veterinario para obtener orientación específica sobre la salud de tu perro.

Toxoplasmosis Felina: Desmitificando Mitos y Realidades

La Toxoplasmosis es una enfermedad parasitaria que ha sido objeto de muchos mitos y malentendidos a lo largo de los años, especialmente en relación con los gatos y el embarazo. En este capítulo, desmitificaremos la Toxoplasmosis felina, explicando por qué no es necesario eliminar o deshacerse de tu gato durante el embarazo y cómo es más probable contagiarse a través de otras fuentes comunes en la vida diaria. La información que presentamos se basa en fuentes confiables y estudios científicos, como la American Veterinary Medical Association (AVMA), la Asociación Española de Veterinarios Clínicos de Pequeños Animales (AVEPA), el Centro para el Control y la Prevención de Enfermedades (CDC) y la Organización Mundial de Sanidad Animal (OIE), y tiene como objetivo proporcionar una comprensión precisa de esta enfermedad.

¿Qué es la Toxoplasmosis?

La Toxoplasmosis es una enfermedad causada por el parásito *Toxoplasma gondii*. Este parásito puede infectar a una amplia variedad de mamíferos y aves, incluidos los humanos. La infección por *Toxoplasma gondii* puede ocurrir a través de la ingestión de quistes de este parásito presentes en alimentos o agua contaminados, o a través del contacto con heces de gato que contienen los quistes.

Los Mitos Sobre la Toxoplasmosis y los Gatos

Uno de los mitos más extendidos sobre la Toxoplasmosis es que los gatos son la principal fuente de infección y que las mujeres embarazadas deben deshacerse de sus gatos para evitar el riesgo de contagio. Sin embargo, esto es un malentendido.

1. **Los gatos no son la única fuente de Toxoplasmosis:** Si bien es cierto que los gatos pueden eliminar quistes de *Toxoplasma gondii* en sus heces, hay muchas otras formas en las que las personas pueden infectarse, y la mayoría de los casos humanos de Toxoplasmosis no están relacionados con los gatos.

2. **La higiene adecuada previene la infección:** La Toxoplasmosis se puede prevenir de manera efectiva siguiendo prácticas de higiene básicas. Lavarse las manos con agua y jabón después de manipular tierra, alimentos crudos o heces de gato, así como cocinar adecuadamente la carne, son medidas eficaces para evitar la infección.

Toxoplasmosis y Embarazo

Uno de los grupos de personas que a menudo se preocupa por la Toxoplasmosis son las mujeres embarazadas. La infección por *Toxoplasma gondii* durante el embarazo puede tener riesgos para el feto, pero estos riesgos son relativamente bajos.

1. **Riesgos para el feto:** Si una mujer embarazada se infecta por primera vez durante el embarazo, existe un riesgo de transmitir la infección al feto. Esto puede llevar a problemas de salud en el bebé, como daño ocular y cerebral. Sin embargo, la mayoría de los bebés nacidos de madres infectadas no tienen problemas de salud a largo plazo.

2. **Las infecciones crónicas son poco comunes:** La mayoría de las personas que tienen gatos ya han sido expuestas a

Toxoplasma gondii antes del embarazo y, por lo tanto, ya son inmunes a la infección. Las infecciones crónicas en adultos sanos son poco comunes.

Mitos y Realidades Sobre los Gatos y la Toxoplasmosis

Es importante separar los mitos de la realidad cuando se trata de los gatos y la Toxoplasmosis. Aquí hay algunos hechos clave:

1. **Los gatos no son responsables de la mayoría de las infecciones humanas:** La principal fuente de infección por *Toxoplasma gondii* en humanos es la ingestión de alimentos contaminados y el contacto con suelos contaminados. Los gatos son solo una de las posibles fuentes de exposición.

2. **La mayoría de los gatos domésticos no eliminan quistes infecciosos:** Los gatos domésticos rara vez eliminan quistes infecciosos en sus heces. Esto ocurre principalmente en gatos que cazan y comen presas crudas.

3. **La Toxoplasmosis se puede prevenir con higiene adecuada:** La prevención de la Toxoplasmosis en el hogar es relativamente sencilla. Lavarse las manos después de manipular la caja de arena del gato y antes de comer, y cocinar adecuadamente los alimentos son prácticas efectivas.

Cómo Se Propaga Realmente la Toxoplasmosis

Entonces, si los gatos no son la principal fuente de infección por *Toxoplasma gondii*, ¿cómo se propaga realmente esta enfermedad? Las principales vías de transmisión incluyen:

1. **Ingestión de alimentos crudos o mal cocidos:** La carne cruda o poco cocida, especialmente la de cerdo, cordero y venado, es una fuente importante de infección.

2. **Consumo de agua o alimentos contaminados:** El agua contaminada y los alimentos mal lavados o manipulados incorrectamente pueden contener quistes de Toxoplasma gondii.

3. **Trabajo en jardinería o horticultura:** Manipular tierra que ha sido contaminada con heces de gato puede ser una fuente de infección.

4. **Manipulación de heces de gato sin higiene adecuada:** Si debes limpiar la caja de arena de tu gato, asegúrate de hacerlo con guantes y lávate las manos a fondo después.

Conclusión: No es Necesario Eliminar a Tu Gato

En resumen, no es necesario ni justificado eliminar o deshacerse de tu gato si estás embarazada o planeas estarlo. La Toxoplasmosis es una enfermedad que se puede prevenir de manera efectiva siguiendo medidas simples de higiene y prácticas de manipulación de alimentos seguras. Los gatos domésticos rara vez son la fuente de infección, y existen otras formas mucho más comunes de contagio.

Mantener a tu gato como parte de tu familia no solo es seguro, sino que también puede proporcionarte una compañía valiosa durante el embarazo y más allá. La educación y la prevención son las claves para protegerte a ti y a tu familia de la Toxoplasmosis.

Contenido

Mi Compañero me ha elegido...

¿¿¿¿Y ahora qué????

La Guía fácil y rápida sobre conocimientos Veterinarios y cuidados básicos del perro y del gato para tu nuevo mejor amigo.

Aquí encontrarás de forma rápida, sencilla y directa las respuestas que buscas a la pregunta que todos nos hacemos cuando un nuevo pequeño amigo llega a nuestra vida, ¿y ahora qué?

Desde cómo criarle cuando por desgracia la madre no puede hacerlo hasta información detallada sobre las enfermedades que acechan en sus primeros meses de vida, pasando por su calendario de vacunación desparasitación.

Esta guía está pensada tanto para el público general como para tener un firme apoyo en esos truculentos primeros días en los que se inicia la aventura como veterinario clínico.

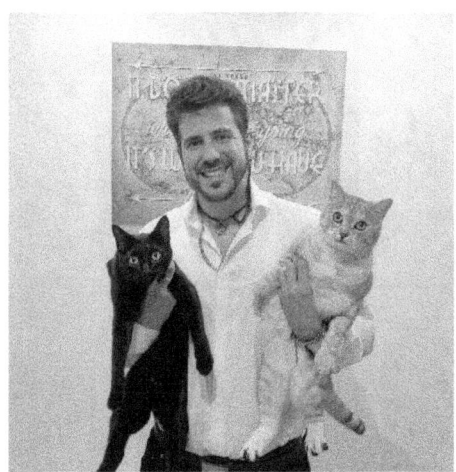

www.ingramcontent.com/pod-product-compliance
Lightning Source LLC
Chambersburg PA
CBHW062327290526
45794CB00005B/1924